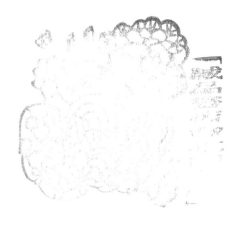

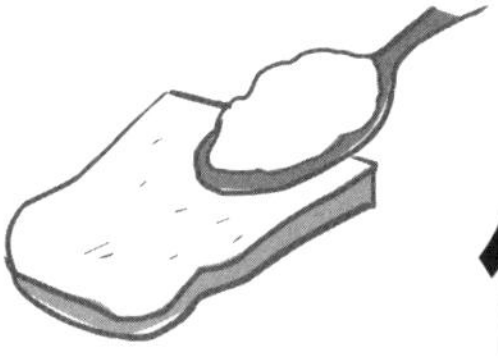
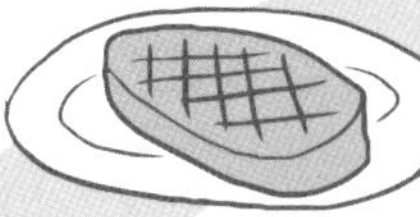
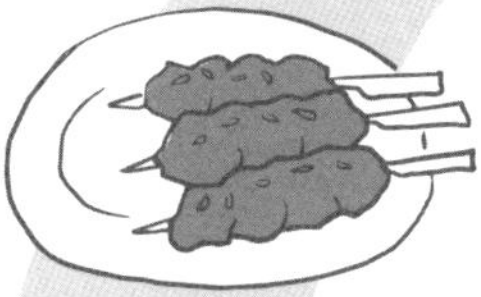
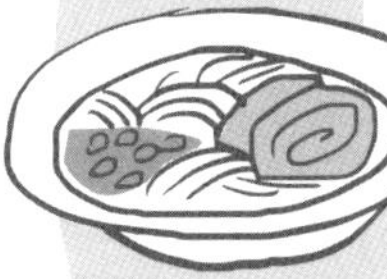
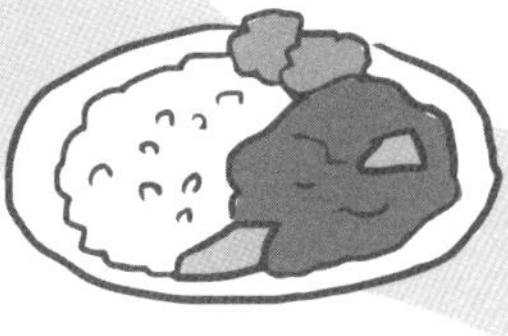
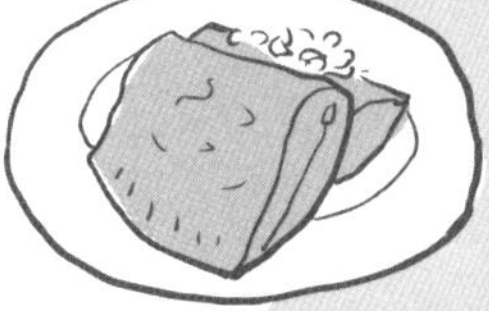
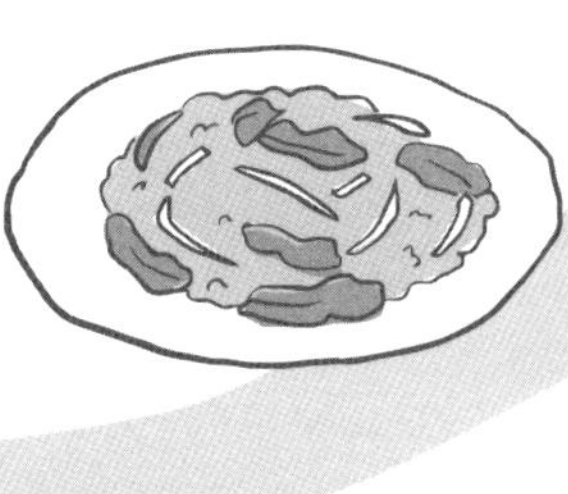
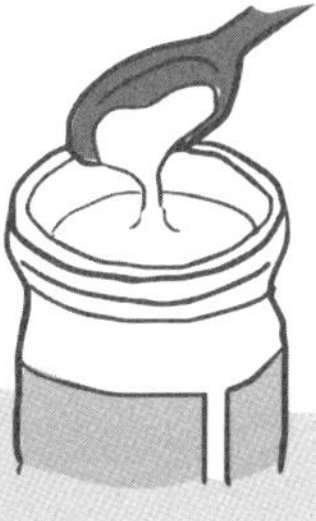

あなたを生かす油ダメにする油

ココナッツオイルの使い方は8割が間違い

你吃椰子油的方法80%都是錯的！

百萬人都在吃椰子油，但你吃的方法是對的嗎？

一天就有感，兩週就見效，最簡單易做的正確吃油法

白澤卓二 著

陳光棻 譯

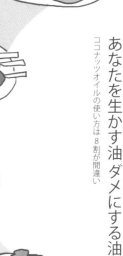

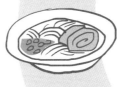

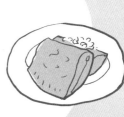

作者序

為了常保健康，重新檢視自己的飲食非常重要。錯誤的飲食方法不但毫無意義，甚至可能招致反效果。其中最具代表性的，就是油脂的攝取方法。

長年以來，我們都深信油膩的飲食會導致生活習慣病。攝取大量的油脂時，脂肪就會堆積在腹部，進而引發肥胖、生活習慣病，甚至是癌症，所以減油飲食一直以來都被當成國家政策在提倡、推動。

然而，美國近幾年已經證實，減油飲食反而造成糖尿病患者人數增加。這意想不到的事實帶給專家們極大的衝擊。

不吃油會生病。

這個事實在日本仍未廣為人知。直到現在，若因生活習慣病去就診，通常醫生還是會囑咐「要減少油膩飲食」。

當然，油的種類五花八門。一定有一些油最好要減少攝取量，或甚至最好不要攝取。但這並不單純只是「動物油不好」、「植物油比較好」的問題而已。反而，過去被視為有益健康的植物油，其實卻助長了氣喘、異位性皮膚炎、類風濕性關節炎（rheumatoid arthritis）等，與免疫功能相關的疾病，甚至是大腸癌。

關於植物油，問題一樣出在攝取方法。

我身為一名醫師，同時也是研究者，亟欲改變這樣的狀況。

過去，我從事過很多有助於健康長壽的研究，也出版過許多書籍。對於有助改善大眾飲食習慣的方法，也一直提出各式各樣的建言。

其中之一就是「椰子油」，它能夠改善用藥也無法治癒的阿茲海默症。

我做的研究顯示，每天攝取三次以上、一次一大匙的椰子油，阿茲海默症的症狀就會有顯著的改善，糖尿病患者就算不吃藥也能控制血糖值。

這樣的使用法，是我針對原本就已由美國醫師所證明的「椰子油」威力，進一步研究後的所得。結果，就此引發食用椰子油的風潮。

但隨著對「椰子油」的認識提高，錯誤的使用法也同時蔓延開來，這樣的發展豈不失去意義。

正確的油脂攝取方式，能夠擊退疾病、有益健康，還能讓我們擁有精力十足的日常生活。而且，方法其實很簡單，只要重新檢視一下飲食生活，任何人都能做得到。

只要選好油，並思考油脂的攝取比例即可，一點也不難。

本書中，也將一併介紹一直以來被視為惡魔化身的油，是如何有助健康、該如何正確攝取等。

為了對抗生活習慣病、癌症、失智症等有礙健康長壽的疾病，就必須正確地攝取油脂。這才能說是大家不可或缺的健康方式。

我由衷希望本書能助上一臂之力。

白澤卓二

目次

Chapter

2

椰子油的用法有八成都是錯的

Chapter

3

助你一臂之力的食物

Chapter 4

換油就換個人生

Chapter

5

兩週就有感的白澤式「椰子油飲食」

Chapter

1

讓你健康的油與破壞健康的油

為什麼現在食用油會引發熱潮？

話說，各位平常都用什麼樣的油呢？

油的種類五花八門，有沙拉油、紅花油、芝麻油等植物油，還有奶油等動物油脂。近幾年的研究證實，只要重新評估一下用油的種類，就能改善、預防過敏或生活習慣病、癌症等疾病。

此外，研究也已發現，若能在平日用油之外，再攝取「椰子油」，就能改善阿茲海默症等疾病。

在這類論點被提出後，「食用油風潮」就此引爆。引發大眾對各式油品的關注，店頭陳列著各種有益健康的油品，甚至特別設置了椰子油的專區。

這一切的開端，始於我約在兩年前擔任監修翻譯書《阿茲海默症有救了！椰子油生酮體，改善大腦退化的救星》[1]時，把椰子油引進了日本。

阿茲海默症（阿茲海默型失智症）這種疾病，是由於腦神經細胞受損，導致記憶力與判斷力退化，與他人的對話變得困難，臉部表情也變得貧乏。隨著病情惡化，最終患者將無法自理日常生活，也無法維持身體機能，至今仍無藥物可以治癒。阿茲海默症占了日本國內失智症的五至六成，是失智症原因中比例最高的一種疾病。

但椰子油中蘊藏了能治療阿茲海默症的力量。

其實，《阿茲海默症有救了！椰子油生酮體，改善大腦退化的救星》的

註1：原文書名為*Alzheimer's Disease: What If There Was A Cure?*，瑪麗．紐波特著，中譯本為晨星出版。

作者瑪麗・紐波特（Mary T. Newport）醫師的丈夫，就患有早發性阿茲海默症（early-onset Alzheimer's disease）。他的對話能力與臉部表情都很貧乏，在評估阿茲海默症病程的認知功能檢查[2]中，滿分三十分只拿到了十四分，被診斷為中度阿茲海默症。

為了改善丈夫的症狀，紐波特醫師注意到了椰子油的成分，開始把椰子油混在餐點中讓丈夫食用。**沒想到，在餐後短短的四個鐘頭內，認知功能檢查的成績就上升到十八分**。後來，她仍持續讓丈夫食用椰子油。兩個月之後出現了顯著的改變，丈夫恢復了對話能力，臉部表情也再度煥發出光彩。

椰子油不僅遏止了阿茲海默症惡化，甚至改善了連藥物都無法治癒的症狀，這實在是令人驚訝。

其實，包括椰子油在內，許多對身體有益的油脂，不僅是阿茲海默症，

也同時對糖尿病等生活習慣病、癌症、過敏等各種疾病，都具有預防或改善的力量。而我一直以來都致力於啟蒙大眾這方面的認知。

「光是改變、添加用油，就能變得更健康，非常簡單！」

我的推廣讓更多人認識到這件事，無形中助長了食用油的熱潮。

現實中，我當然想避免再火上加「油」，但這已經點燃的食用油熱潮卻是不斷擴大。

我所推廣的「用油方法」，除了美國專家之外，也加上了我個人的研究，除了可以「改善疾病」、「預防疾病」、「有助健康長壽」外，也是任何人都能輕易實踐的方法。

註2：目前最常用來診斷阿茲海默症的方式之一，就是「簡易智能狀態測驗」（mini-mental status examination, MMSE），主要檢查患者的理解力、記憶力、定向力、語言能力及日常生活功能等，總分三十分，若低於二十四分表示有失智的可能。

雖然需要一點訣竅，但只要用油方法正確，暴飲暴食或想吃甜食的強烈欲望也會降低。不需特別忍耐，就能自然而然地改變飲食生活。

「我最愛吃飯了，嘴停不下來！根本不可能重新檢視飲食生活。」但就算是這樣的糖尿病患者，也都能持續椰子油飲食。其中，甚至有些人的血糖值獲得改善，不再需要服用治療糖尿病的藥物。

完全不需要幹勁或忍耐，只要稍微檢視一下日常生活中使用的油，再加上椰子油即可。

接下來將介紹這個方法，敬請參考。

讓神經細胞順暢運作不可或缺的油

正確用油對健康的人而言，也是好處多多。因為，連一般人也有可能成為「鐵人」。

目前，我的生活非常忙碌，一天約有十五個小時都在工作。長壽基因、阿茲海默症、椰子油研究、糖尿病門診、寫作等填滿了我的行程，別說是休假了，幾乎連午休的時間都沒有。但即便行程如此緊湊，我也幾乎沒有發生過注意力不集中的狀況。

經常有人對我說：「醫生，您簡直就是鐵人啊！我們可學不來。」但這並不是我體質特殊或體力特別好，只是因為我實踐了「正確的椰子油飲食」而已。

就算是一般人，只要稍微評估一下平日的用油，活用油的力量，任何人都能像我一樣地工作。

或許各位會覺得「光是靠油就能變成鐵人，怎麼可能！」但油（脂質）對身體而言，是極其重要的成分。

人類的細胞一直都需要能量，腦神經細胞也一樣。我之所以工作長達十五個小時仍能維持專注力，也都是拜油之賜。

腦神經細胞是不斷運作的。人類在進行某項作業，如活動身體、對話、寫文章、下廚等時候，腦部的運作都非常活躍。這種時候，腦神經細胞會頻繁地進行資訊交換，所以需要大量的能量。當能量不足時，資訊的交換就會不順暢，結果就是發生注意力不集中、疲倦等狀況。

一般都說，「大腦所需的能量是葡萄糖」。葡萄糖是由砂糖、碳水化合物等的糖分，在體內被分解之後所形成。因此，吃麵包、米飯等碳水化合物或甜食等時候，體內就會產生葡萄糖。腦部視葡萄糖為能量來源之一。

也有人說，「因為葡萄糖是大腦的能量來源，所以疲勞時吃巧克力能恢復精神」。

但其實比起葡萄糖，椰子油更能讓腦神經細胞順暢地運作。若把葡萄糖比喻成一般電車，那椰子油可說就是時速高達三百公里的新幹線了。

所以，就算是因阿茲海默症導致腦神經細胞無法順利吸收葡萄糖的人，也能運用椰子油所帶來的能量。

阿茲海默症就是一種腦神經細胞逐漸減少與喪失的疾病。

當神經細胞異常時，就無法維持腦部機能。阿茲海默症，就是重要的腦神經細胞退化（degeneration）所致。所謂的退化，就是不再正常。退化的腦神經細胞，會因為無法順利吸收葡萄糖、無法運用葡萄糖做為能量來源，最終壞死。

阿茲海默症患者就算吃飯，腦神經細胞也無法利用葡萄糖，因此無法阻止神經細胞的壞死。

但源自於椰子油的能量，與葡萄糖的性質不同。不僅容易被腦神經細胞吸收做為能量來源，也能活化資訊的傳遞。所以，阿茲海默症患者只要飲用椰子油，就能改善症狀，也能防止惡化。

就算是腦部正常的人，椰子油的成分也有助於維持腦神經細胞與提升資訊傳達的能力。這也就是為什麼它能提升專注力，讓人變成鐵人的原因。

去油容易讓細胞受損

每當我推薦能讓人變成鐵人的椰子油飲食時，一定都會有人問：「油讓人肥胖，不是不吃比較好嗎？」

國家的政策也同樣是提倡「減油」，而且「油」與「堆積在腹部的脂肪」可說是脫不了關係，也難怪大家會有這樣的疑惑。

然而，油對人類而言是必要的成分。不僅是體內能量的來源，也能保護細胞，還支持著包括大腦、全身神經與荷爾蒙的運作，甚至也有助於維生素的吸收。

維生素是維持健康非常重要的成分。舉例來說，身體在吸收能讓骨骼強壯的鈣質時，維生素D就不可或缺。因為維生素D有助於鈣質的吸收。

但是維生素D不溶於水，是脂溶性的。在飲食中攝取維生素D時，若不同時攝取油脂，吸收的效果就會變差。而維持眼睛與皮膚黏膜功能正常的維生素A等，也同樣是脂溶性的。

換言之，去油會導致細胞無法取得所需的成分，而變得容易受損。

一定有些人「在實施去油減肥法之後，皮膚變得乾燥粗糙」。

這就是身體所需的油脂沒有傳送至細胞的證據。由於皮膚細胞可用肉眼觀察並能直接觸摸，因此較容易感受到去油後的變化。

肌膚會滋潤，是由於保護皮膚細胞的油發揮了作用。若缺油的狀態一直持續，就算可以用化妝等方式來掩飾，但久了之後，細胞仍會壞死，肌膚的紋理就會變得紊亂。不但會出現皺紋，保護功能也會變差，導致容易形成斑點。

請想像一下當這樣的肌膚狀態也發生在體內的情形。

胃腸等消化器官無法順暢運作，免疫系統也失調，腦部細胞無法正常發揮作用，能量不足容易疲累等，因去油而對身體造成的負面影響會以各式各樣的形態出現。

去油反而更容易變胖

許多人都抱有「油膩飲食讓人變胖」的印象。午餐吃分量十足的豬排套餐，晚餐吃炸雞、薯條配啤酒。持續高油脂的肉類或餐點，再加上運動量不足，體重就會在短時間內直線飆升。為了讓微凸的小腹稍微平坦一點，一般最先想到的就是「要減油」。但很多人都有經驗，「明明已經盡量不吃油了，體重卻沒有減輕」。

因為，就算減油，也減不了腹部脂肪。

當吃進大量的油時，身體消耗不了的多餘部分就會以脂肪的形式儲存起來。簡單思考的話會認為，減油應該就能減少腹部脂肪，實則不然。也就是說，腹部脂肪還牽涉到油以外的因素。

人體有一種機制，就是當大量的油進入體內時，反而不會製造出脂肪。

在稱為體內化學工廠的肝臟裡，將不再製造出脂肪。

那各位覺得是什麼製造出了脂肪呢？答案就是，進行去油飲食時攝取量反而容易增加的「碳水化合物（醣類）」。（※碳水化合物中包含了「醣類」，以及人類的消化酵素無法分解吸收的營養素——「食物纖維」。）

構成人體的約六十兆個細胞，時時都需要能量。能量來自飲食，米飯等碳水化合物，一公克可以產出四大卡的熱量。另一方面，一公克的油可以產出九大卡的熱量，是最有效率的能量來源。若不吃油，勢必就得用碳水化合物來替代。

生魚片套餐的白飯吃得津津有味，晚餐還有燉菜當下酒菜配啤酒，最後再用蕎麥麵結尾。乍看之下是很健康的菜色，但其實白飯、蕎麥麵等都含有大量的碳水化合物。**而這些碳水化合物，最後都變成脂肪累積在體內。**

美國糖尿病患者人數的變化

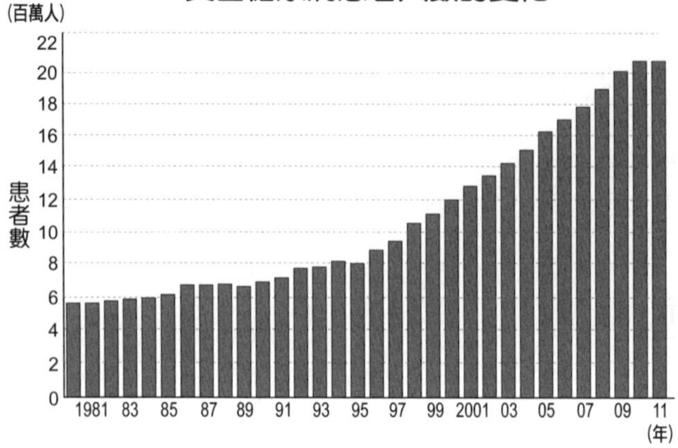

因為，人體具備一種機制，當大量的碳水化合物進入體內時，肝臟會全力運轉以生成脂肪。相反地，當體內的油過多時，肝臟反而不會製造脂肪。

因此，才會發生「因去油飲食變胖」的情形，更糟的是，這也容易引發糖尿病。

美國公開了一份耐人尋味的數據。一向被稱為是肥胖大國的美國，為了改善國民的肥胖與生活習慣病，在名為「美國民眾飲食指南」（Dietary Guidelines for Americans）的國家政策下，於一九八〇年開始推動「低脂飲食」。重新審視飲食內容，減少油脂、增加碳水化合物的攝取。換言之，就是類似去油減肥的內容。

然而，在推動了這個政策之後，糖尿病患者的人數卻開始增加，二〇一一年與一九八〇年左右相比，已經增加三倍以上。

連專家也萬萬沒有料想到，只是減油、增加碳水化合物的攝取就會導致糖尿病。

如今，美國的專家們拚命地想要改變政策，但事態發展卻事與願違。因為有眾多企業都與麵包、麵類等碳水化合物，或是其原料的麵粉生產息息相關，他們都反對減少碳水化合物的政策。

再加上，一般市民中也愈來愈多人離不開碳水化合物。

攝取大量碳水化合物時，不只脂肪會增加，腦部也會塑造出「想吃碳水化合物」的依賴性。詳情將在稍後說明。

希望各位能夠明白，正確用油並不會變胖。相反地，去油生活反而容易變胖。

六分醣、三分油的飲食標準是生病原因

我從以前開始就不斷告訴大家「去油、多碳水化合物的飲食不好」，但有些人深感困惑，因為他們表示「營養師教我們要減油，並適度攝取碳水化合物」。

這也難怪，畢竟長年以來日本舉國都在提倡「減油」，以致時至今日還是有許多醫療從業人員認為「應該攝取碳水化合物」。

根據日本厚生勞働省「日本人飲食攝取標準（二〇一五年版）」，單日攝取熱量的期望值，碳水化合物為五〇—六五%，油（脂質）為二〇—三〇%，蛋白質則為十三—二〇%。

而說到日本人實際的攝取狀況，根據「二〇一三年國民健康・營養調

查」的結果顯示，碳水化合物占五九．三％，油占二五．九％，蛋白質占十四．八％。碳水化合物與油有達標，蛋白質的攝取比例則稍微偏低。

日本被稱為長壽大國，而這個碳水化合物與油脂的比例，十分接近國家訂定的熱量攝取目標，所以自然不會聯想到與疾病有關。然而，這個組成比例可是大有問題。

如前所述，在提倡低脂飲食的美國，糖尿病患者數不減反增。美國人的碳水化合物攝取比例為六〇—七〇％，比日本稍微高一點。

那麼，各位覺得日本的糖尿病患者數會有什麼樣的變化呢？結果當然也與美國一樣，呈現成長趨勢。

在日本厚生勞動省的「國民健康．營養調查」裡，自一九九七年就開始推算「被強烈懷疑為糖尿病患者」與「無法否定罹患糖尿病可能性者」的人

只要改變油與飲食的比例就能變得更健康！

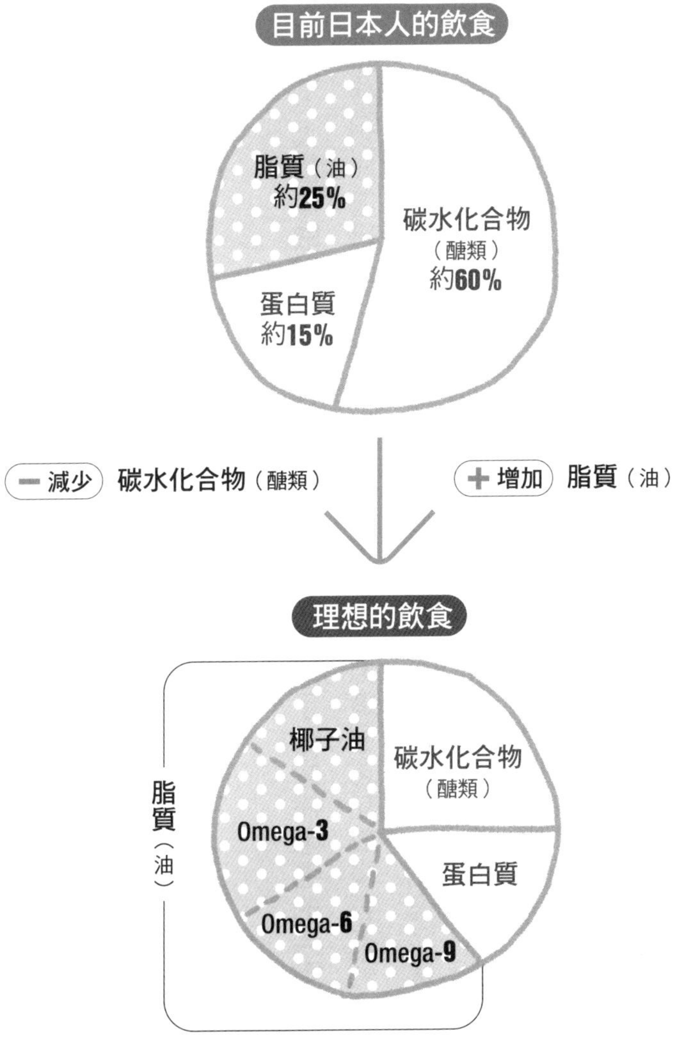

數，而這兩項數值也都在持續增加當中。二〇一二年首次轉為減少，但比較這兩年的數據，結果就一目了然。

一九九七年的總數為一三七〇萬人，二〇一二年則為二〇五〇萬人。也就是說，增加碳水化合物的生活若持續下去，極有可能會增加糖尿病的潛在患者。

在美國，大量攝取碳水化合物的結果，就是增加了糖尿病患者的人數。專家們為此感到戒慎恐懼，並開始提倡「增油」。但這個意見並沒有被列入被視為每年國家政策的二〇一五年「美國民眾飲食指南」當中，引發了專家們不滿的聲浪。專家們的目標是逆轉碳水化合物與油的食用比例。換言之，就是要把油的熱量攝取比例提高至六〇—七〇％。我也贊成採用這個比例。

不過，當我提到這個話題時，就曾經有人問我：「當從以碳水化合物為中心的飲食，轉變成油脂較多的飲食時，會不會又引發別的疾病？」請大可放心。只要選對種類，人體自然會習慣油脂較多的飲食。

原始時代的人類一天所攝取熱量的比例，油占七五％、蛋白質占二〇％，碳水化合物僅占了五％。

或許是因為在農耕尚未發達的時代，較少有機會吃到穀類等碳水化合物，所以都是從魚、肉、樹木果實等來取得營養。因此，脂質的比例最高，其次則為蛋白質。在農耕發達的時代之後，人體的構造並沒有太大的改變。所以，就算逆轉了油與碳水化合物的比例，人類的身體結構仍能適應這種轉變。

若是以前的和食，攝取碳水化合物也無妨

攝取油脂來取代米飯做為能量來源——聽到這樣的說法，相信有很多日本人都會不禁感到懷疑。

日本是米食文化的國家，長年以來都是以米為主食。

相信一定也有人覺得，「和食在二〇一三年被聯合國教科文組織列入世界非物質文化遺產，而且美國本來就推崇有益身體健康的和食，所以以米為主食的飲食很好」。

海外許多國家，也因有益身體健康的緣故，掀起了「日本飲食風潮」。這全都源自於一九七七年美國所發表的「飲食改善指南」（〈麥高文報告〉1）。報告中所列舉的飲食內容，以增加碳水化合物、減少油脂等預防

疾病的飲食生活為目標，由於類似於「元祿時代[2]以前的日本飲食」，所以各界才開始提倡日本飲食。

不過，各位知道為什麼〈麥高文報告〉裡，要特別聲明是「元祿時代以前的日本飲食」嗎？

元祿時代的江戶幕府將軍是德川綱吉。當時，碾米開始盛行，江戶等地連庶民也開始吃得到白米。

註1：〈麥高文報告〉（McGovern Report），一九七七年美國參議院有鑑於當時美國的醫療費用大幅膨脹，壓迫到國家財政，特設立「國民營養問題美國參院特別委員會」，由美國參議員喬治．麥高文（George S. McGovern）擔任主席。委員會從世界各地蒐集飲食與健康的相關資料，與當時最權威的醫學、營養學專家等攜手研究調查疾病增加的原因，最後厚達五千頁的報告由麥高文等所發表，因而得名。

註2：元祿是日本的年號之一，指一六八八年到一七〇三年的期間。

當然，那個時代的飲食內容不如現代這般豐富。白米配上味噌湯、醬菜，可說是最基本的江戶庶民飲食。由於白米幾乎不含任何維生素類的營養，加上配菜又少，所以維生素的攝取非常匱乏。

吃米飯等碳水化合物，要在體內轉化成能量時，需要維生素B的輔助。此外，當因為身體勞動等原因而大量流汗時，維生素B也會從身體流失。

江戶時代的庶民，在開始能吃到大量白飯的同時，相對地也更容易陷入維生素B不足的狀況。結果導致腳氣病的患者變多，多到甚至讓這個疾病被稱為是「江戶病」。腳氣病是一種恐怖的疾病，除了會引發腳部腫脹、發麻等症狀外，重症時甚至伴隨著心臟衰竭的風險。

元祿時代以前，主食一般是未經過精製的糙米，或是混雜著小米、小麥、大豆等的雜糧。糙米和雜糧中含有維生素B等的維生素，因而以此做為主食時較不易引發腳氣病。

糙米和雜糧還有一個特性，就是與白米相比，飯後的血糖值不易急速上升。當飯後血糖值驟升的狀況持續時，就容易罹患糖尿病，所以糙米和雜糧有助於預防糖尿病。這就是為什麼〈麥高文報告〉中，要特別限定是「元祿時代以前的日本飲食」。

能夠減少碳水化合物當然最好，但如果要吃，最好還是能選擇糙米或是混有雜糧的五穀米。我平常也都是吃糙米和五穀米。

設法逆轉油與碳水化合物的攝取比例

雖然吃糙米或五穀米也無妨，但為了遠離糖尿病等疾病，攝取比碳水化合物更多的油就變得至關重要。現在的日本人，相對於飲食中熱量攝取比例碳水化合物約占六〇％，油約占了二五％，必須要逆轉這個比例。

有些人說：「要把油的比例提高到五〇％以上，太困難了！」但只要稍微重新評估一下飲食內容，任何人都能輕易做到。

各位知道自己每天吃下多少油嗎？

根據日本厚生勞動省「二〇一三年國民健康．營養調查」，每人一天平均攝取五十五公克的油（脂質）。檢視細項會發現，來自於肉類或奶油等所謂的動物油脂占了一半以上，缺乏的是青背魚等所含的油。

一說到油，多數人會聯想到沙拉油或是肥肉，但其實魚、菠菜、山茼蒿、白腎豆（white kidney bean）等豆類中也含有油。只要活用這些食材，想要逆轉碳水化合物和油的比例，也絕非難事。

在前述厚生勞働省的調查當中，觀察一天三餐「食物群的組合狀況」可以發現，將「穀類、魚貝類、肉類、蛋、大豆（大豆製品）、蔬菜」搭配著吃的人，在二十歲以上男女當中，還不到四〇％。換言之，飲食生活不均衡的人高達六〇％以上。

各位在日常生活中有均衡飲食嗎？

首先，請試著在一天三餐的飲食中，增加尤其是鯖魚或竹筴魚等青背魚、豆製品、蔬菜等，同時減少米飯、麵包或麵類等的碳水化合物。只是這麼做，就能提高油的能量攝取量。

稍後也將詳細說明，若再加上椰子油，就充分攝取一日所需的能量。而覺得「不吃碳水化合物好空虛」的人，只要實踐正確的椰子油飲食，對減少碳水化合物的抗拒感應該就會消失。而且，就能自然地提高油的能量攝取量。

所以，不必想得那麼難。希望各位先從重新檢視食材開始。

並非所有油都是好油

雖說油有益健康，但油的種類五花八門，其中當然也有些最好別吃的油。為了讓各位知道哪些油不宜食用，在此要先介紹一下油的種類。

油依其中所含名為「脂肪酸」的成分，大致可分為：【飽和脂肪酸】與【不飽和脂肪酸】這兩種。

【飽和脂肪酸】，一般也稱為動物油脂，富含於牛、豬、雞等肉類、牛油或豬油、乳酪、棕櫚油等當中。椰子油中所含的也是飽和脂肪酸。

或許有人會大吃一驚，「椰子油和豬油一樣？」但飽和脂肪酸又分為「短鏈脂肪酸」、「中鏈脂肪酸」、「長鏈脂肪酸」三種，椰子油是「中鏈脂肪酸」，豬油是「長鏈脂肪酸」，所以兩者的性質有點不同。順道一提，牛油是「短鏈脂肪酸」。

這裡希望各位記得的是，椰子油中所富含的油脂，是飽和脂肪酸中的「中鏈脂肪酸」（中鏈三酸甘油酯）。在稍後要說明椰子油的熱量時，也會使用到「中鏈脂肪酸」這個名詞。

【不飽和脂肪酸】在植物油中，富含於沙拉油、玉米油、橄欖油等當中，也富含於鯖魚或竹莢魚等的青背魚中。

不飽和脂肪酸也依性質不同分為幾個種類。

「單元不飽和脂肪酸」……也稱為「Omega-9脂肪酸」，譬如橄欖油中所含的油酸（oleic acid）。

「多元不飽和脂肪酸」……包括了富含於玉米油或大豆油裡的「Omega-6脂肪酸」，以及亞麻仁油或荏胡麻油（perilla oil）等中所含的

主要油脂的種類

飽和脂肪酸（常溫下為固體）	短鏈脂肪酸		醋、牛油等
	中鏈脂肪酸		椰子油、奶油、棕櫚油等
	長鏈脂肪酸		肉或魚的油、椰子油、棕櫚油等
不飽和脂肪酸（常溫下為液體）	單元不飽和脂肪酸	Omega-9	橄欖油、菜籽油等
	多元不飽和脂肪酸	Omega-6	沙拉油、玉米油、大豆油、紅花油、芝麻油等
		Omega-3	亞麻仁油、荏胡麻油、鮪魚、鮭魚、青背魚（鯖魚、竹莢魚、沙丁魚等）的油（EPA、DHA）
	反式脂肪酸		人造奶油、人造酥油等

＊椰子油的成分中約有六成為中鏈脂肪酸，約三成為長鏈脂肪酸。

「Omega-3脂肪酸」。

「反式脂肪酸」……多含於人造奶油（margarine）當中。

其中，攝取過量容易引發疾病的是「Omega-6脂肪酸」與「反式脂肪酸」。尤其，反式脂肪酸會增加心臟病的風險，對健康無益。所以，請減少攝取「Omega-6脂肪酸」，並且避免攝取「反式脂肪酸」。

「Omega-6脂肪酸」攝取過量會引發疾病

一般常用的玉米油或大豆油等當中，含有大量的「Omega-6脂肪酸」。由玉米油、大豆油、紅花油（safflower oil）等調合而成的沙拉油中，也同樣含有大量的「Omega-6脂肪酸」。但因為「動物油脂似乎有害健康，攝取大量植物油才健康」的觀念普及，導致過度攝取「Omega-6脂肪酸」的人反而增加。

「Omega-6脂肪酸」無法在體內生成，是必須透過飲食攝取的「必需脂肪酸」之一。

必需脂肪酸是維持細胞膜的必要成分，也與調整血壓、免疫功能，甚至是提高學習能力等各種身體的運作有關。「Omega-6脂肪酸」會在體內轉變為其他物質，以支持這些功能的正常運作。

曾有學生對我說：「若連頭腦都能變好，那我想大量攝取Omega-6脂肪酸！」

但「Omega-6脂肪酸」在體內轉化出來的物質一旦過多，就會引起發炎。

發炎與各式各樣的疾病都息息相關。例如皮膚發癢時，一抓就會變紅，這也是發炎的症狀之一。一直抓不停，皮膚就會潰爛、滲血。搔癢的傷痕嚴重時，甚至會在身上留下疤痕。請想像一下這樣的狀況在體內各處反覆發生的情況。

血管一旦發炎，在受傷、變硬的地方形成血塊（血栓），便可能引發心肌梗塞或腦梗塞。「Omega-6脂肪酸」攝取過量時，就容易發生這樣的狀況。

被稱為過敏疾病的異位性皮膚炎，也是因為皮膚發炎而導致症狀惡化，一般認為這也與「Omega-6脂肪酸」有關。因過敏引發的氣喘也一樣。

此外，因身體免疫功能失調、關節被破壞的類風濕性關節炎，甚至是異常細胞增加的「癌症」，也都與過度攝取「Omega-6脂肪酸」有關。「Omega-6脂肪酸」所引起的發炎，會造成許多疾病。

體內的發炎也會波及腦部。有報告指出，當腦神經細胞的運作受阻時，就會引發憂鬱症或失智症。

每當我提到過度攝取「Omega-6脂肪酸」會引發疾病時，有人就會說「那最好就別吃Omega-6脂肪酸，對吧！」

可是，「Omega-6脂肪酸」是人體內的必要成分，也不能不吃。

「Omega-6脂肪酸」所引發的問題在於，一般會認為「它比動物油脂好」而過度攝取。在家庭或餐廳裡用來熱炒或油炸的油，都充斥著

「Omega-6脂肪酸」。

正因為如此，與其完全不吃，更重要的是要有意識地控制攝取量。

Omega-6 的疾病用 Omega-3 來預防

如前所述，「Omega-6 脂肪酸」攝取過量可能會引發疾病。不過，人體有一種與生俱來、非常不可思議的機制。那就是，為了維持必要營養素的均衡，對過量攝取有害健康的成分，人體具備有可免除這些傷害，如同「消防員」般的機制。「Omega-6 脂肪酸」與「Omega-3 脂肪酸」之間，就存在著這樣的機制。

「Omega-3 脂肪酸」與「Omega-6 脂肪酸」都是對人體非常重要的油，由於無法在體內生成，所以必須從食物中攝取。而且，「Omega-3 脂肪酸」能夠抑制「Omega-6 脂肪酸」所引起的發炎。由於兩者都是身體所需的油，所以「Omega-6 脂肪酸」與「Omega-3 脂肪酸」的比例，若能控制在一比一，就不會引發疾病了。因為「一處火災需要一個消防員」。

至於「一比一」被視為理想比例的原因，可以參考美國積極投入的各項研究報告。

在美國，因為「Omega-3脂肪酸」與「Omega-6脂肪酸」間「一比十七」的比例，引發了嚴重問題。於是，專家開始調查當兩者比例接近「一比一」時，會對健康帶來的影響。結果發現，只要當「Omega-3脂肪酸」與「Omega-6脂肪酸」的比例降到「一比五」時，就能對氣喘患者帶來正面影響，降到「一比二至三」時，就能抑制類風濕性關節炎的發炎，也能抑制直腸癌的增生。

也就是說，當「Omega-6脂肪酸」與「Omega-3脂肪酸」的攝取比例愈接近「一比一」時，擺脫疾病的效果就愈大。

順道一提，日本人「Omega-3脂肪酸」與「Omega-6脂肪酸」的比例約為「一比五」。就比例上來說，沒有美國人那麼差，但仍建議大家要積極攝取「Omega-3脂肪酸」。「Omega-3脂肪酸」不僅富含於前文中所列舉的荏胡麻油、亞麻仁油當中，也富含於竹莢魚、鯖魚、沙丁魚等青背魚或鮪魚、鮭魚中，所以不妨有意識地多多攝取。

各位有聽過DHA（docosahexaenoic acid，二十二碳六烯酸）、EPA（eicosapentaenoic acid，二十碳五烯酸）這些營養成分的名稱嗎？它們是富含於青背魚、鮪魚、鮭魚裡的油脂，其實也屬於「Omega-3脂肪酸」。

此外，「Omega-3脂肪酸」也富含於四季豆、葉菜類蔬菜等當中。積極攝取這類食材，將有助於增加體內的「Omega-3脂肪酸」。

注意「一比二」的比例，讓「Omega-6脂肪酸」的攝取量比以往更節制一點，並攝取更多的「Omega-3脂肪酸」，光是這麼做，比例就會改變。首先，不妨先以「一比四」為目標，然後有意識地朝「一比二」努力。

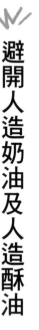

避開人造奶油及人造酥油

說到早餐的基本款，相信有不少人會回答：「麵包上抹人造奶油」。但應該盡量避免攝取的油，最具代表性的就是富含「反式脂肪酸」的人造奶油與人造酥油[1]。

人造奶油是由植物油所製成，由於植物油比動物油脂更不容易凝固，於是便在人造奶油中添加了氫以利加工，結果卻變得更容易產生反式脂肪酸。

世界衛生組織（ＷＨＯ）在二〇〇三年，因反式脂肪酸與心臟病風險具有強烈的關聯性，故提出攝取量最多不要超過總熱量百分之一的勸告。受此影響，世界各國也開始對反式脂肪酸訂定使用限制。連美國的速食連鎖店也都開始盡量採用不含反式脂肪酸的油，來做為炸油。

不僅是心臟病。美國奧勒岡健康與科學大學（Oregon Health & Science University, OHSU）波曼（Gene Bowman）博士等人的研究中更發現，反式脂肪酸與認知功能低下也息息相關。

他們以一〇四位平均年齡八十七歲的高齡者為對象，透過血液檢查與核磁共振攝影（magnetic resonance imaging, MRI），調查營養生化指標（nutrition biomarker）與失智症的關係，結果發現**反式脂肪酸濃度高者，認知功能檢查的結果較差，並且有腦部萎縮的傾向**。

然而，日本沒有任何針對反式脂肪酸的法規限制。儘管如此，但部分與食用油相關的大型企業、超市、速食店等，已經開始自發性地減少使用反式

註1：有兩種油品都會使用酥油這個名字，一種是印度及西藏等地區的傳統用油，是從奶油中再度提煉出來的油，另一種則是我們通常用來做麵包等烘焙產品的植物起酥油，這裡指的是後一種油。

脂肪酸，甚至有些企業已經改用其他油品，以達到與美國相同的標準，也就是攝取量最多不超過總熱量的一％。

透過企業的努力，即便在沒有國家法令規定的日本，民眾也能選擇不含反式脂肪酸的商品。請要理解到，有意識地避免攝取反式脂肪酸，將能減少心臟病或認知功能低下的風險。

若能減少碳水化合物的攝取當然很好，但就算偶爾想吃，請記得「如果要在麵包上塗點什麼，別選人造奶油，要塗就塗奶油！」

只攝取好油也不會有效

如前所述，正確用油的重點在於，增加「Omega-3脂肪酸」、減少「Omega-6脂肪酸」、避開「反式脂肪酸」。此外，在第三章也將詳細說明，可以透過攝取一般常說有益健康的橄欖油，以調整「Omega-3脂肪酸」與「Omega-6脂肪酸」的比例。

攝取好油、減少壞油，就有助於擊退疾病、健康長壽。當我談到這個觀念時，很多人或許會覺得「那椰子油是在哪裡登場呢？」

其實**祕訣就是均衡攝取「Omega-3脂肪酸」與「Omega-6脂肪酸」，同時在每天的飲食中加入椰子油**。

椰子油有助於預防、改善阿茲海默症等腦部疾病、巴金森氏症等神經疾病，以及糖尿病等生活習慣病。

不過，想要巧妙地使用椰子油，就必須從停止攝取早餐的碳水化合物開始。

或許有人會覺得「早晨肚子那麼餓，還不能吃麵包或米飯怎麼可能！」但只要明白了椰子油的特性，應該就能不吃麵包或米飯了。實際上，參與我個人研究的人當中，就有很多這樣的例子。

為什麼使用椰子油就必須控制早餐中碳水化合物的攝取呢？這是因為，**碳水化合物分解後生成的葡萄糖，會阻礙身體使用椰子油分解後產生的成分做為能量來源**。

前文中曾經說明過，就油的種類來說，椰子油富含飽和脂肪酸的同類——中鏈脂肪酸。中鏈脂肪酸在體內會被分解，並轉變為「酮體」（ketone body）。這與椰子油的種種功能密切相關。

三大營養素在體內製造能量來源的機制

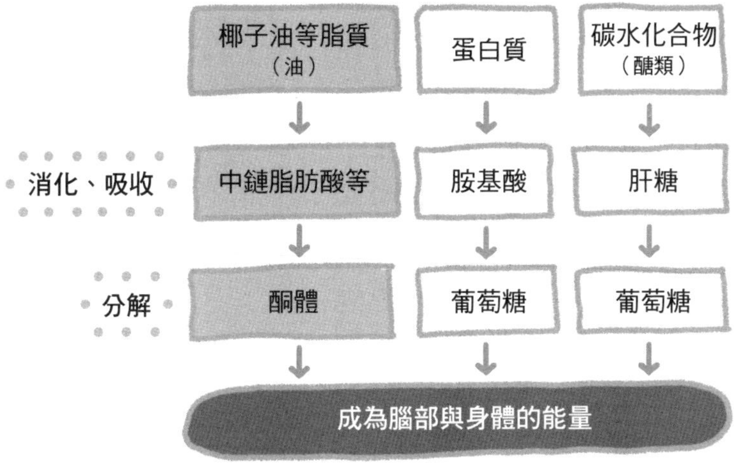

酮體是在肝臟的「酮體迴路」裡製造，當體內有葡萄糖時酮體迴路就無法運作，這是身體的自然機制。

舉例來說，就像是我們在單口瓦斯爐上烹調魚類料理和義大利麵時。

因為是單口瓦斯爐，如果先煎魚，吃完剛煎好的魚之後，應該就會覺得「肚子好像飽了，或許不需要煮義大利麵了」，當第一道菜已經滿足口腹之欲時，就不會想再動手做第二道菜。反過來也一樣，如果一開始先煮義大利麵，吃完就飽了，應該就不會想再做魚料理。

請把酮體想成是魚肉料理，把葡萄糖想成是義大利麵，而肝臟就像是只有單口的瓦斯爐一樣。

正因為如此，一開始在肝臟製造出酮體就變得很重要。在單口爐上製造出酮體後，不夠時再製造葡萄糖。透過達到這樣的狀態，酮體就能順暢地抵達細胞。

酮體能讓因為阿茲海默症或糖尿病等陷入能量不足的細胞恢復精力。藉由形成新的能量來源，讓細胞重生，也增加了能夠擊退疾病、防止老化的酵素。此外，還能使得抑制食欲的荷爾蒙活躍地運作。生活習慣病患者的一大問題，就是常常「一不小心就吃太多」，而酮體也具備了抑制過剩食欲的功能。

而且，只要體內能確實製造酮體，並充分使用做為能量來源，自然能達到「吃飽」的狀態，也就打破了「不吃麵包或飯就會肚子餓」的幻想。在椰子油飲食中，雖然必須捨去早餐的碳水化合物，但如魚或蔬菜等不太含碳水化合物的食材，就算吃多了也完全沒有問題。

希望各位一定要有技巧地製造出酮體來。

碳水化合物讓腦部上癮

能巧妙地使用酮體有幾個方法，譬如「早餐選擇不含碳水化合物的食材，用一大匙的椰子油烹調」、「把椰子油加在餐點或飲料中」，或是「在正常飲食外，直接食用少量固態的椰子油」等，並非早餐只吃椰子油，這一點希望大家不要誤會。

酮體能讓抑制食欲荷爾蒙的運作變得活躍。因此，體驗減少碳水化合物的椰子油飲食的人都會說：「一開始覺得要減少碳水化合物很難，但試著開始之後卻不覺得辛苦，也不會肚子餓。」

各位喜歡碳水化合物嗎？就是想吃得不得了嗎？

這其實不是飲食偏好的問題，也不是源於人體的本能，**極有可能是大腦**

產生了錯覺。

在忙碌的早晨時段，吐司或生蛋拌飯等迅速就能填飽肚子的食物雖然方便，但它們全都含有大量的碳水化合物。

碳水化合物在體內會製造出葡萄糖，吃很多時血液中的葡萄糖就會一口氣增加，細胞就會在同時開始快速吸收葡萄糖，這是身體原有的機制。但當細胞吸收了葡萄糖之後，血液中的葡萄糖就會快速減少，大腦就會把這樣的狀態誤以為是葡萄糖不足。結果導致明明體內充滿了葡萄糖，但產生錯覺的大腦卻激動地發出要吸收葡萄糖的訊號。

「剛剛明明吃過飯了，卻馬上又肚子餓了」，這不是因為消化吸收很好，而是源自於大腦的錯覺。

大腦會一直持續呈現亢奮狀態，直到血液中的葡萄糖再度增加為止。「忍受肚餓時讓人焦躁不安」，就是因為這個緣故。若完全不忍耐就直接攝取碳水化合物，血液中葡萄糖一增加，大腦就會滿足。大腦欣喜若狂，彷彿像是在說「果然吃飯或麵包才幸福」，而這也成為增強錯覺的關鍵。產生錯覺的大腦，只留下「只要吃了碳水化合物就會心情穩定」的記憶。

然而，幸福的狀態也只不過是轉瞬間，幸福的感覺會逐漸消逝，欲望變得愈來愈強烈，容易感覺「就算吃很多也不夠」，結果導致焦躁不安的感覺逐漸升高。

美國有個耐人尋味的研究。佛蒙特大學（University of Vermont）的索尼克（Sara Solnick）博士與哈佛大學的海明威（David Hemenway）博士，以一八七八位高中生為對象的調查結果指出，一週喝五罐以上含糖碳酸飲料的孩子與對照組相比，**持有槍枝刀械的比率較高，對同學或家人的暴力行為也較多**。

含糖碳酸飲料與碳水化合物一樣，會在體內製造出葡萄糖。所以，喝太多含糖碳酸飲料，大腦會容易產生錯覺。

椰子油的酮體不會引發大腦的錯覺，反而能代替葡萄糖成為能量來源，將大腦引導至正常狀態。因此，才有很多人就算轉換成椰子油飲食後也「不覺得辛苦」。

糖尿病戲劇性地改善！來吧，就從今天開始！

正確用油的飲食方式任何人都能輕易執行。只要稍微重新評估平日使用的油品或食材，同時，不妨就先開始在早、午、晚餐中，分別加入一大匙的椰子油。

這方法也完全適合高齡者。為阿茲海默症等腦部疾病、糖尿病等生活習慣病或過敏性疾病所苦的人，實際上也已經有人開始進行「正確用油的飲食」。在第二章裡也會說明，甚至是被診斷為血脂異常（dyslipidemia）的人，也完全無須擔心。

「正確用油的飲食」是任何人都能輕易執行並有助健康的。

我為了研究需要，曾在糖尿病門診裡，藉由患者的協助，請他們實踐椰子油飲食。

大家改善的狀況，連我自己也嚇了一跳。

六十幾歲的A先生，在其他醫院被診斷為「重度第一型糖尿病」。糖尿病的原因，主要是由於細胞無法順利吸收血液中流動的葡萄糖。細胞為了吸收葡萄糖，必須仰賴胰臟所製造出來的一種荷爾蒙，也就是胰島素。第一型糖尿病的人，是因為基因突變等緣故導致胰臟無法製造胰島素。為了控制血糖值，必須注射胰島素進行治療，但我在詳細診斷後發現，這名患者從年輕時起長達二十年都沒有到醫院就診、置之不理，結果讓第一型糖尿病惡化了。

於是，我建議他採行椰子油飲食。之後效果慢慢出現，一個月後血糖值有了不錯的改善，胰島素的注射量減到一半左右。後續則透過慢慢減藥，**在**

他來就診的一年半之後，症狀趨於穩定，血糖值已經控制得宜，甚至不再需要注射胰島素了。

另一方面，同樣是六十幾歲的第二型糖尿病患者B女士，十多年前在其他醫院的診斷下，開始服用糖尿病治療藥物，但她為了要減藥而來到了我的糖尿病門診。她很喜歡碳水化合物，所以我先請她早餐不要再吃麵包，改喝蔬菜汁。只是這樣的改變，血糖值就已經獲得改善。後來，她正式開始執行椰子油飲食，**半年後她就算不吃糖尿病治療藥物，也能穩定控制血糖值了。**

像這樣的案例持續增加當中。

七十幾歲的C先生，在其他醫院被診斷為阿茲海默症，醫師雖然開出抑止惡化的處方藥物，但症狀仍慢慢變差。以前不費吹灰之力就能記住的事，都無法記住了。因為興趣而學的國標舞，也跳得沒有以前好了，本人因此非常煩惱。因為C先生喜歡吃咖哩，所以我請他在咖哩湯裡加入椰子油，開始實踐正確用油的飲食。沒想到就在他第一次吃下加了椰子油的咖哩湯當天，他去跳國標舞時就覺得「能跳得和以前一樣好」。連我都大吃一驚。

C先生後來也持續採用咖哩湯的方式，實踐「正確用油的飲食」。**並且停用阿茲海默症的治療藥物，享受有國標舞陪伴的充實生活**。

我希望各位能藉由「正確用油的飲食」，找回健康與快樂的生活。不必「因為是不治之症」就輕言放棄。來吧！就從今天開始吧！

Chapter

2

椰子油的用法
有八成都是錯的

吃麵包時抹椰子油毫無效果

目前有一股健康食用油的熱潮，各界對「椰子油」的關注度也持續升高。各位都是怎麼把椰子油融入飲食中的呢？

「我每天都吃椰子油。」

這樣回答的人真是太棒了！椰子油有改善和預防阿茲海默症或糖尿病等的效果。健康的人吃椰子油，更能像鐵人一般每天都精神奕奕。

椰子油的成分在體內會轉成酮體，把酮體當作能量來源，變得精力充沛、簡直判若兩人的案例不在少數。

所以，首先請各位在早餐時，要盡量避開會阻礙酮體生成的碳水化合物或甜食，並在飲食中加入一大匙的椰子油！

我在各式各樣的場合中，都會介紹這個方法。但在這一波健康食用油的熱潮中，「早晨吃一大匙椰子油」這句話，卻在大眾不求甚解的狀況下廣為流傳，引發了許多誤解。其中，最具代表性的例子就是：

「每天早上在麵包上抹椰子油」。

由於麵包富含碳水化合物，和椰子油一起吃時，並無法製造出酮體。因為碳水化合物在體內分解後生成的葡萄糖，會阻礙肝臟製造酮體。

但大眾始終難以理解這個來龍去脈，即便是電視上的健康節目，也經常推薦大家「把椰子油抹在麵包上食用」，讓我非常震驚。

且市面上已經商品化的椰子油包裝，上面記載的使用方法之一，竟是「取代奶油抹在麵包上食用」。若只是要品嚐椰子油的風味，這樣的用法當然無妨。

但是，若想一早開始就充分使用椰子油的能量，那「把椰子油抹在麵包上食用」就毫無意義。因為這樣並無法製造酮體。

希望各位能先具備正確的知識，再來使用椰子油。

椰子油以外的油也能製造酮體

每當我說椰子油的成分可以製造出酮體時，就會有人誤以為「只有椰子油才能製造出酮體」。

由於大家並不熟悉「酮體」這個詞，會有這樣誤解也在所難免。但其實，其他的油也可以製造出酮體。

為了解開這個誤會，讓我再度說明一下油與酮體的關係。

如同在第一章裡也說明過的，油可依所含的成分「脂肪酸」，分為「飽和脂肪酸」與「不飽合脂肪酸」兩種。

會成為細胞能量的是「飽和脂肪酸」，而酮體就是由飽和脂肪酸所生成的。

各位還記得在第一章裡說明過飽和脂肪酸分為三種嗎？

飽和脂肪酸有三種，分別是富含於奶油中的「短鏈脂肪酸」、富含於椰子油中的「中鏈脂肪酸」，以及富含於豬油或肉類中的「長鏈脂肪酸」。

無論哪一種脂肪酸，都能製造出酮體。

或許有人會覺得「既然奶油或肉類也能製造出酮體，那是否也無須特地吃椰子油呢？」

然而，椰子油的中鏈脂肪酸與短鏈脂肪酸、長鏈脂肪酸，在性質上還是有些許差異。

說到為什麼中鏈脂肪酸很特別，這是因為它吸收迅速、轉換成的能量效率極優。短鏈或長鏈脂肪酸在人體中被分解直到變成酮體為止，需要經過複雜的工序，所以相當費時。但中鏈脂肪酸在這方面的工序較少，吸收也快，變換成能量的速度高達五至十倍。

牛奶或肉類當中雖然也含有中鏈脂肪酸，但**椰子油中所含中鏈脂肪酸的比例遠高於其他食材。吃椰子油更容易吸收中鏈脂肪酸，體內也更容易製造出酮體**。

雖然多種脂肪酸都可以製造出酮體，但若想提高酮體轉換成能量的效率，我還是最推薦椰子油。

只是早晨攝取椰子油也無法變成生酮體質

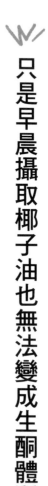

富含於椰子油的中鏈脂肪酸會生成酮體，成為細胞的能量來源。雖然細胞的主要能量來源是葡萄糖與酮體，但在供給細胞能量時，酮體的效率比葡萄糖更佳。

因此，如因阿茲海默症或糖尿病等，細胞無法再利用葡萄糖的患者，也有可能藉由酮體的能量，讓細胞的機能重生、改善症狀。不過，這並不表示「只要每天早晨避免攝取碳水化合物，並食用一大匙的椰子油，身體就能有效地利用酮體」。

由於酮體是效率較佳的能量，所以只是一大匙椰子油，並無法提供身體一整天所需的能量。當酮體不足時，身體自然就會用葡萄糖的能量來取代。

就好像，若各位遇到停電燈不亮的時候，自然也會尋找手電筒等光源來替代。因為能量不足直接攸關細胞的生死，所以當酮體無法利用時，身體就會使用葡萄糖來代替。

早晨吃下椰子油後，一直到酮體能做為能量來源供細胞使用為止，通常要花上二至三個小時。因為是效率極佳的能量來源，所以此時會一口氣被用完。

但在這段期間，中鏈脂肪酸會持續在肝臟生成酮體，這個過程稱為「酮體迴路」。在酮體迴路運作時，原來積存在腹部的脂肪也會被用來製造酮體。

但是，比起椰子油中的中鏈脂肪酸，從腹部脂肪製造出酮體需要花更多的時間。因為必須先把腹部的脂肪拆散變成脂肪酸後，才能在肝臟製造酮體。

在餐廳裡點的生魚片能夠馬上享用，但自己釣魚、處理之後再做成生魚片，則需要花上更多的時間。所以，要讓腹部的脂肪變成脂肪酸，再成為酮體的原料，需要費上一番工夫。

這過程有一個麻煩的問題。由於椰子油中的中鏈脂肪酸能夠很有效地轉換成酮體，所以一會兒就沒有了。而腹部脂肪要變成酮體則需要花較多的時間。但在這個轉換的期間，細胞需要能量，所以若午餐吃了碳水化合物，就會在消化道被分解成葡萄糖，然後吸收，做為細胞的能量來源。

於是，**細胞好不容易用酮體做為能量來源了，但當中鏈脂肪酸見底時，細胞又會再度利用葡萄糖做為能量來源。**

為了防止這樣的狀況，就必須讓肝臟製造酮體的「酮體迴路」處於一直運作的狀態。我稱身體這樣的狀態為「生酮體質」。

曾經有人問我：「為了變成生酮體質，連午餐、晚餐都不能吃碳水化合物嗎？我還是想吃一點啊……」

請放心，我可不會說午餐或晚餐連吃一點點碳水化合物也不行。只要酮體迴路不斷在運作，吃半碗至一碗左右的糙米等碳水化合物也沒有問題。

要讓酮體迴路持續運作的祕訣，就是在午餐和晚餐前分別吃一大匙的椰子油。當然，如果是因為工作等外出機會多的人，要隨身攜帶椰子油不太方便。我自己則是會在公事包裡帶著棒狀的椰子油隨身包。

如果是椰子油隨身包，就能加進黑咖啡裡，或是淋在店裡買的熟食上，相當方便。

只要適當地補充椰子油，就能夠讓酮體迴路持續運作，變成「生酮體質」。不只是早餐，在午餐和晚餐前也請多活用椰子油。午餐、晚餐的三小時前是最佳時機。希望各位記得，椰子油不是「只在早餐時吃」的東西。

椰子油能讓血管常保年輕

椰子油一天吃三次以上，從椰子油生成的酮體就會成為能量來源，打造出「生酮體質」。但仍有不少人對油抱持著較為負面的印象。

就曾經有人問我：「大量食用動物油脂，本來就容易引發心肌梗塞，損傷血管，甚至有導致失智症的風險，對吧。所以，與動物油脂同樣屬性的椰子油，是不是也不要吃太多比較好？」

心肌梗塞是因為心臟的主血管堵塞，導致血流停滯、心臟肌肉（心肌）細胞壞死的疾病。當血管壁損壞、產生血塊（血栓）時，血管就會堵塞、血液就無法流通。會產生這些現象的原因，是動脈硬化。

同樣是血管阻塞導致的腦梗塞，也是由動脈硬化所引起。因腦梗塞導致腦部血液阻塞時，不僅部分的神經細胞會壞死，有時還會造成功能變差，發展為失智症。這稱為血管型失智症（vascular dementia），在失智症中約占了兩成。

關於動脈硬化，稍後會有詳細的說明，但這與腹部的脂肪有關。損傷血管、讓血管變硬的原因，是由腹部脂肪所造成的。

腹部的脂肪稱為「中性脂肪」（即三酸甘油酯）。一般認為，動物油脂容易變為中性脂肪，所以常和動脈硬化聯想在一起，而被視為是「不好」的油。

但**近年來已有研究證明，比起動物油脂，碳水化合物的葡萄糖反而更有問題**。

當吃了麵包或米飯等大量的碳水化合物之後，體內就會製造出大量的葡萄糖。細胞把葡萄糖轉換成能量是有極限的，用不了的葡萄糖就會變成中性脂肪。所以，不只是動物油脂，葡萄糖也會變成與動脈硬化息息相關的中性脂肪。

另一點不可忽略的是，沒有被細胞所利用、也沒有變成中性脂肪的葡萄糖。持續大量攝取碳水化合物時，血液中的葡萄糖就會增加。**這些葡萄糖會附著在蛋白質或脂質等上面，讓細胞的性質惡化。這個過程稱為「糖化」**（saccharification）。

糖化會遍及所有的細胞。當這種狀態長久持續時，身體組織也會受損。包含動脈硬化在內，以及與其相關的心肌梗塞、腦梗塞、阿茲海默症、糖尿病、糖尿病視網膜病變（diabetic retinopathy）或糖尿病腎病變（diabetic nepHropathy）等糖尿病併發症的種種疾病，都與糖化息息相關。

因糖化而變性的細胞，就算血液中有大量的葡萄糖，也無法吸收至細胞內轉換成能量存活下去。這會讓疾病惡化。

而椰子油所含中鏈脂肪酸的酮體，也能做為因糖化變性後細胞的能量來源。因此而獲得新能量來源的細胞，則能脫離糖化狀態，逐漸復原。

富含於椰子油內中鏈脂肪酸的酮體，就具備了像這樣能讓受損細胞復原的力量。

墨西哥國立自治大學（Universidad Nacional Autónoma de México）胡立歐．阿米爾帕斯（Alberto Julio Amilpas）博士等人的研究發現，在如同腦梗塞般血流堵塞的老鼠腦部，酮體具備了讓神經細胞功能恢復的作用。

請各位明白，椰子油不會損傷血管，還具有預防動脈硬化的能力。

酮體不是有害物質

早餐不吃碳水化合物、攝取椰子油，肝臟就能製造出酮體。不只是阿茲海默症的人，糖尿病患者中，也有人因為椰子油飲食而不再需要吃藥。但熟知糖尿病的人，曾經對我說：「我認為在體內增加酮體很危險。」

這是因為糖尿病有一種稱為「糖尿病酮酸症」（diabetic ketoacidosis）的恐怖併發症，名字與「酮體」很類似。

各位知道糖尿病是種什麼樣的疾病嗎？在此，讓我們稍微複習一下。用來表示血液中含有多少葡萄糖的數值稱為「血糖值」。而控制血糖值的，就是從胰臟分泌出的一種荷爾蒙，稱為胰島素。

罹患糖尿病身體內的血糖值會升高，原因包括有「胰臟無法再分泌出胰

血糖值與胰島素的關係與機制

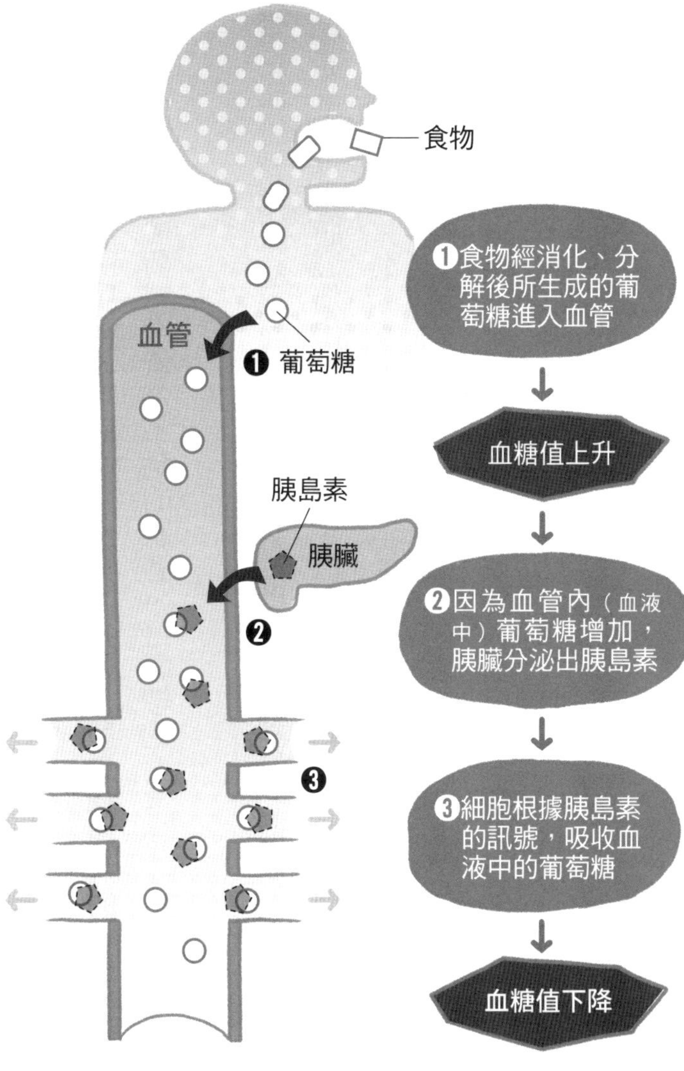

食物
血管
❶ 葡萄糖
胰島素
胰臟
❷
❸
❶食物經消化、分解後所生成的葡萄糖進入血管
血糖值上升
❷因為血管內（血液中）葡萄糖增加，胰臟分泌出胰島素
❸細胞根據胰島素的訊號，吸收血液中的葡萄糖
血糖值下降

島素」、「胰臟分泌出的胰島素變少」等。

由於胰島素是讓細胞吸收血液中葡萄糖的訊號，所以糖尿病的人很容易陷入細胞無法吸收葡萄糖、能量不足的狀態，這對細胞而言是非常危險的狀況。

當細胞因為糖尿病而無法吸收葡萄糖的狀態急速惡化時，為了補充能量，身體就會以脂肪製造出大量的酮體，以取代葡萄糖。此時，血液中的平衡就會崩壞。血液是酸鹼平衡的，這以「pH」值來稱呼。為了維持人體的運作，維持血液在「pH7」的中性至關重要。若血液的「pH」值比7還低、偏向酸性，就會陷入昏睡狀態，進而攸關性命。而酮體就是酸性的。

在糖尿病當中，血液偏向「pH7」以下酸性的症狀，稱為「糖尿病酮酸症」。它的判斷標準，就在血液中酮體濃度的上升。

我在開始研究之前，也認為「血液中酮體濃度升高會很危險」。但在取得志工與患者的協助，展開椰子油的研究後發現，就算是糖尿病患者因飲食而造成血液中酮體濃度上升時，也不會產生「糖尿病酮酸症」。

換言之，糖尿病酮酸症雖然是因為胰島素不足導致體內酮體異常增加，但並非酮體本身引發這個疾病。

希望各位能理解，「糖尿病是可怕的疾病」，但「酮體並不可怕」。

「椰子油飲食」不會使糖尿病惡化

因飲食生活紊亂而引發的糖尿病（第二型糖尿病），由於在早期幾乎沒有什麼症狀，所以很容易被忽視。在這個階段就重新檢視飲食的內容、養成運動習慣，以防止糖尿病繼續惡化是很重要的。若置之不理，當你某天回過神時，往往就已經惡化，甚至對神經、腎臟或眼睛等造成影響了。由於肥胖會助長糖尿病，所以減重也變得重要。

椰子油飲食能為這樣的糖尿病患者提供協助。實踐椰子油飲食的糖尿病患者中，有不少人在日常生活中變得更好動，體重自然而然就減輕了。但因為「椰子油飲食」這個字眼，而有人曾經問我：「醫生一直都告訴我要減油以預防糖尿病，那椰子油飲食是不是會讓糖尿病惡化啊？」

事實上，研究發現椰子油飲食不僅能改善糖尿病，還具備了在早期階段控制糖尿病的力量。

容我介紹我個人研究室的成果之一，同時感謝這一對同卵雙胞胎的協助。

這兩人並沒有糖尿病，哥哥體重八十七公斤，弟弟九十二公斤，都被診斷為「肥胖」。血液中控制血糖值的胰島素濃度很高，若持續置之不理，胰島素就會愈來愈難控制血糖值，是糖尿病風險非常高的族群，也就是「潛在糖尿病患者」。

於是，我請哥哥開始實踐椰子油飲食，弟弟則維持和以前一樣的飲食生活，為期一個月。

結果一個月後，哥哥的體重降為七十九．九公斤，整整少了七公斤，血液中胰島素濃度從十一．一μU／ml降到了三．一μU／ml，空腹時的血糖值也獲得了改善。另一方面，弟弟的體重從九十二公斤增加到了九十四・一公斤，血液中胰島素濃度從六・〇μU／ml升到了九・〇μU／ml，空腹時的血糖值幾乎沒有改變。

根據這個研究可以發現，椰子油飲食對潛在糖尿病患者改善肥胖的狀況非常有幫助，以及讓胰島素濃度正常化。

糖尿病獲得改善，並不是只治癒了這單一種疾病而已，也有助於預防阿茲海默症等的失智症。

九州大學研究所醫學研究院環境醫學專業的團隊，自一九六一年起，就以福岡縣久山町的居民為對象，進行大規模的流行病學調查，長年持續調查當地居民的飲食生活與疾病症狀的出現等。

這個流行病學調查中，自一九八五年起也展開了對失智症的調查。結果發現，糖尿病會提高阿茲海默症的風險。糖尿病患者罹患阿茲海默症的風險，約是非糖尿病患者的兩倍。

此外，調查還發現，若潛在糖尿病患者不重新檢視飲食生活而正式發展為糖尿病，結果除了阿茲海默症外，因內臟脂肪增加而導致的代謝症候群，會讓他們罹患腦梗塞或心肌梗塞的風險提高五倍以上。

在我的研究中，椰子油飲食在糖尿病的潛在階段中，就已經具備了改善的力量。就如第一章裡也曾經介紹的一樣，無論是糖尿病患者或阿茲海默症患者，症狀都獲得了改善。

血脂異常的人也能吃椰子油

椰子油畢竟是油，所以不僅是因為糖尿病而被醫師囑咐要節制油脂攝取的人，被診斷為「血脂異常」（高脂血症、高膽固醇血症等的總稱）的人，對於要吃椰子油應該也是有所顧慮。

「脂質」就是油，若把血脂異常想成是體內的油出現異常數值，自然會覺得「最好要節制油的攝取」。

這一種人經常會問我：「我因為膽固醇值過高而被診斷為血脂異常。醫生叫我不要吃含膽固醇的雞蛋等食物，但膽固醇是油嗎？」

膽固醇是油的同類，不過它與一般的油不同，是人類生存上不可或缺的成分。若沒有膽固醇，就無法構成細胞膜和人體組織。因此，在肝臟和腦部會製造出大量的膽固醇。一般來說，體內所製造出來的膽固醇量，是我們吃進體內的三至四倍之高，其中五分之一都存在於腦部。

腦部有幾千億個神經細胞。膽固醇是維護神經細胞不可或缺的成分，所以神經細胞也能製造膽固醇。當這個機能變差時，神經細胞的功能也會變差，久而久之就會壞死。所以，**對腦部而言，膽固醇是不可或缺的成分**。

我們常會聽到，「膽固醇固然重要，但過多時會讓動脈硬化加劇，發展為心肌梗塞」。然而，這樣的說法其實是錯的。

各位在定期健檢的血液檢查中，有沒有測過ＬＤＬ膽固醇？ＬＤＬ膽固醇（low density lipoprotein，低密度脂蛋白），也被稱為「壞膽固醇」，一般被認為是導致動脈硬化的元凶。但與動脈硬化相關的並非膽固醇，而是「ＬＤＬ」這個搬運膽固醇的載體。

LDL是什麼？壞膽固醇是什麼？

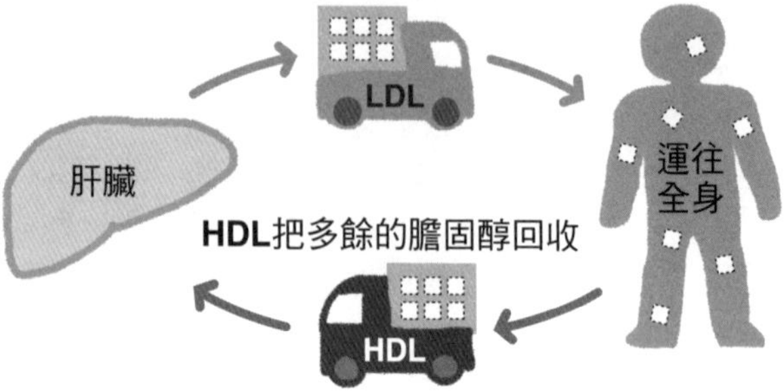
LDL把膽固醇
從肝臟運送到全身上下

膽固醇並不壞，
使壞的是小小的搬運工＝LDL。

LDL並不是膽固醇，它只是搬運工而已。而且，LDL有大分子也有小分子，與動脈硬化有關的，只有小分子的LDL而已。

這小小的搬運工會深入血管的管壁中使壞，促使動脈硬化。

而搬運工所搬運的行李膽固醇，與動脈硬化並沒有關係。因此，美國二〇一五年的「飲食指南」中，已經開始討論要取消對膽固醇攝取量的限制。

或許有人會覺得「油本身對健康無害嗎？」小小的搬運工是由油與蛋白質所構成，所以的確與油有關。

但是，只要是正確的椰子油飲食，就算被診斷為是血脂異常的人也毫無疑問地可以正常攝取。因為，碳水化合物比油更容易增加這小小的搬運工。

小小搬運工是由過多的中性脂肪生成的。如前所述，無論是吃油或是吃碳水化合物，多餘的部分都會變成中性脂肪。但當油脂攝取過量時，人體的機制會抑制肝臟製造中性脂肪。

但碳水化合物在體內會變成葡萄糖，當血中葡萄糖的濃度上升時，肝臟就會製造出中性脂肪。碳水化合物所生成的葡萄糖，並不會像油一樣，「因為過量就不製造中性脂肪」。換言之，碳水化合物比油更容易製造出中性脂肪。

且由碳水化合物所製造出來的大量中性脂肪，會生成又小又會損傷血管的搬運工「LDL」。這才是攸關動脈硬化的大問題。

取代碳水化合物成為能量來源的椰子油，能夠防止因碳水化合物所導致的中性脂肪增加。而且，也能阻止中性脂肪生成小小搬運工。

所以，血脂異常的人採行椰子油飲食也毫無問題。

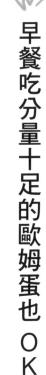

早餐吃分量十足的歐姆蛋也OK

在使用椰子油時，為了讓體內的酮體迴路順利運作，最基本的原則就是早餐要避開碳水化合物。若是吃日式早餐的人，基本菜色大致就是納豆、豆腐、溫泉蛋、涼拌菠菜、烤魚等，只要把白飯拿掉就好。但如果平常早餐是吃麵包配咖啡的人，可能有些人會覺得「不吃麵包感覺很空虛」。

而我要推薦給這種人的，就是「歐姆蛋」。

把兩至三個蛋打散後，在平底鍋裡加入一大匙椰子油，把番茄、香菇、洋蔥等切碎當成餡料，也可以加一點起司。然後，一份分量十足的歐姆蛋就完成了。

餡料的選擇上，只要避開馬鈴薯或南瓜等含有碳水化合物的蔬菜即可，加進雞肉、豬肉等肉類則完全沒問題。分量十足，一定能填飽肚子。

關於兩至三顆蛋，認為「膽固醇值有點高所以想避開」的人，也完全無須擔心。

如前所述，與動脈硬化有關的是被稱為壞膽固醇的「LDL」，並非源自於膽固醇，而是因為過度攝取碳水化合物所產生的。雞蛋雖然富含膽固醇，但完全沒有問題。

反而是雞蛋裡也富含優質蛋白質、維生素、礦物質，還能刺激抑制食欲的荷爾蒙。所以，積極攝取雞蛋有益健康。

不過，希望大家不要搞混了「歐姆蛋」（西式煎蛋卷）與「歐姆蛋包飯」。

以前，當我提到「推薦大家可以用椰子油做歐姆蛋」的時候，有人說「也可以吃歐姆蛋包飯嗎？」歐姆蛋包飯，是用飯做為餡料的一道料理，與歐姆蛋完全不同。早餐若是吃了歐姆蛋包飯，葡萄糖就會阻礙椰子油生成酮體。

推薦大家用椰子油烹調不含碳水化合物的「歐姆蛋」。不只是早餐，也不妨使用在午餐或晚餐中。

並不是所有水果都好

有很多人都把水果當成早餐，水果含有豐富的維生素與礦物質，所以這並不算是一個不好的習慣。不過，要使用椰子油時，有件事希望大家注意一下。那就是，「早餐吃加椰子油的咖啡與一根香蕉」，這個方法並不好。

香蕉富含膳食纖維，與麵包相比，變成葡萄糖的速度較慢，所以也有些醫師會推薦糖尿病患者「早餐請吃香蕉，不要吃麵包」。「香蕉比麵包好」這一點我基本上也贊同。

只是，在椰子油飲食中，希望早餐還是要避開香蕉。**因為，香蕉等水果中所含的「果糖」，在體內容易變成葡萄糖**。這個葡萄糖會阻礙椰子油製造出酮體。

而且，富含果糖的水果，由於會製造出很多葡萄糖，吃太多時會變胖。

一般來說，糖尿病患者致力於改善飲食生活時，往往會有一個煩惱，就是「明明已經少吃飯、也不吃零食了，體重就是沒有減少」。拚了命地少吃，體重卻沒有減輕，這的確容易讓人覺得困惑。我詢問有這種煩惱的患者他們都吃些什麼，回答是：「每一餐的甜點都吃水果。水果和零食不一樣，所以沒問題，對吧。」

當然，我不是說所有的水果都不能吃。但水果中較為推薦的，是「藍莓等莓果類和蘋果」。這兩種水果都不容易讓血糖值上升，所以早餐時稍微加一些打成蔬果昔再加椰子油也沒關係。在這個蔬果昔裡加入無糖優格也很美味唷！

相反地，希望各位避開「香蕉、鳳梨、葡萄、哈密瓜」等，由於這些水果富含果糖，所以做成早餐蔬果昔時一定要避開。

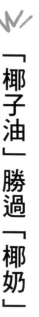

「椰子油」勝過「椰奶」

椰子油可以預防疾病、有益健康。但它畢竟是油，**若一次攝取過多，腸黏膜會因為油而變得容易滑動，進而導致軟便或腹瀉**。

有人說：「在蔬果昔裡加入椰子油，用椰子油做歐姆蛋，把椰子油當作沙拉的醬汁，結果不知怎麼地腸胃的狀況就變差了。」這很明顯就是攝取了過多的椰子油。不習慣的人，突然吃大量的油就很容易發生這樣的情況。

請記得，早餐攝取椰子油的標準是「一大匙」。

此外，也有些人就是不太喜歡油。若吃不習慣，就會覺得「把椰子油加進咖啡裡，喝的時候嘴巴會滑滑的，感覺有點不舒服。」對於這樣的人，使用椰奶也是另一個好方法。

椰奶是由椰子內側的果肉（胚乳）和水混合而成的，也含有中鏈脂肪酸。雖然依商品而異，但比起吃椰子油，吃椰奶時血液中酮體濃度更容易上升。

但椰奶不是油，為了提高血液中酮體濃度，必須攝取大量的椰奶。為了得到與一大匙（15cc）椰子油同樣的健康效果，必須攝取60cc的椰奶，換句話說是椰子油的四倍。

為了讓製造酮體的酮體迴路順暢地持續運作，不僅是早餐，包括午餐和晚餐等，一天必須攝取三次。而椰子油每次一大匙，一天三次就解決，但換算成椰奶時，平均一天的飲用量就必須高達180cc。

或許有人會說：「180cc，一天三次、每次60cc，其實也不算太多。」但椰奶多半為罐裝，白天因工作等要外出時，勢必得裝在別的容器裡隨身攜帶。

另一方面，市面上已經有販售便於攜帶、一次性的棒狀包裝椰子油隨身包。因為是能夠收進口袋裡的尺寸，外出時也很方便攜帶。

我推薦大家選用椰子油遠勝過椰奶。但擔心腸胃狀況的人，可將兩者搭配使用，譬如早餐喝椰奶，午餐吃椰子油，晚餐再食用椰奶等。

除了椰奶之外，還有一個也是能使用酮體的東西，那就是單使用用椰子油中所含的中鏈脂肪酸所製成的「ＭＣＴ油」（中鏈脂肪酸油）。ＭＣＴ油無臭無味，所以連害怕椰子油味道的人也能毫不抗拒地攝取。在第一章裡也曾經介紹過，美國的紐波特博士，每天讓自己患有早發性阿茲海默症先生同時攝取椰子油和ＭＣＴ油，兩個月之後狀況又更為改善了。

ＭＣＴ油因為能量效率好，也受到運動選手的青睞，市面上也有販售方便攜帶的「ＭＣＴ粉末」。

經常有人問我：「酮體是由中鏈脂肪酸所生成的，所以比起椰子油，

ＭＣＴ油是不是更好呢？」

但我個人覺得，若身體健康且不在意椰子風味，用椰子油已經很足夠了。畢竟，ＭＣＴ油或ＭＣＴ粉末既不能用於烹調，價格也不如椰子油經濟實惠。

若是每天吃，光靠椰子油就夠了。

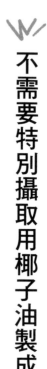

不需要特別攝取用椰子油製成的食品

自從掀起食用油熱潮之後，我們開始能在市面上看到大量椰子油的相關產品。也愈來愈多人問我：「產品只要有寫椰子，就能在體內製造出酮體對吧！」但我建議大家使用椰子油，並不是因為它是「椰子」，而是因為椰子中所含的「中鏈脂肪酸」會變成酮體，有益健康。

換言之，即便是冠上「椰子」兩字的商品，若不含有中鏈脂肪酸，人體就無法使用酮體。最具代表性的例子，就是「椰子水」。椰子汁類的商品僅含有微乎其微的油，根本無法期待會有中鏈脂肪酸所帶來的效果。不過，它們通常含有許多鉀，所以高血壓的人可以喝。

鉀是一種礦物質，有助於排出體內的鹽分。但日本人一般都是鹽分攝取過量，而鉀的攝取量不足。

在日本厚生勞働省「日本人飲食攝取標準（二〇一五年版）」中，指出成人男性每天鉀的攝取目標值為3000mg以上，女性為2600mg以上，但根據「二〇一三年國民健康・營養調查」，實際攝取量分別為，男性2329mg、女性2143mg。

另一方面，男性每天鹽分攝取的目標值為不滿8.0g、女性為不滿7.0g，而實際攝取量男性為11.1g，女性為9.4g，都比目標值還高。

由於鹽分攝取較多、鉀的攝取量較少，所以也觀察到血壓容易升高的傾向。蔬菜或水果內雖然含有鉀，但個人覺得用椰子水來補充容易不足的鉀，也是個不錯的方法。

也就是說，比起酮體，椰子水在排出鹽分的功能上，更令人期待。不過，腎臟功能差的人若攝取大量的鉀，可能有讓症狀惡化的風險存在，所以要特別注意。

話說回來，還有其他許多與椰子油相關的產品。譬如，就有人曾經問我：「醫生，店裡有賣椰子的營養補充品。如果是營養補充品，因為含有中鏈脂肪酸，所以可以吃吧！」

我想，這是針對不容易攝取椰子油的人所設計的商品，但我覺得只要喝一大匙椰子油就解決的問題，實在沒必要特地攝取營養補充品。

話說，我一直都不推薦大家吃營養補充品，因為它們在加工時會加入添加物等。所以，與其特地服用營養補充品，倒不如透過直接食用天然食物來吸收富含於食物中的各種營養素，對健康更有益。

當我談到這一點時，還有人告訴我：「還有椰子油的糖唷！」喜歡椰子風味的人，舔一舔糖果或許無妨。但若它不含有油脂中的中鏈脂肪酸，就無法在體內製造和使用酮體了。與其吃含椰子油的糖，因為椰子油容易凝固，倒不如直接舔椰子油還更有效。

椰子油的特性之一，就是在室溫二十五度以下時會凝固。當它凝固為白色固體時也不會變質，但只要室溫一超過二十五度就會馬上變成透明。

由於椰子油放在室溫底下，冬天時容易凝固。所以，據說我研究室的成員之一、負責設計椰子油食譜的達妮拉．史嘉（Daniela Shiga）[1]，就常常把凝固的椰子油含在嘴裡讓它一邊融化一邊吃。

比起口含糖果，口含一點凝固的椰子油，更能有效地利用到酮體。

當然，我並不是否定這些因各式各樣形態而引發話題的商品。我覺得它

註1：達妮拉．史嘉，羅馬尼亞布加勒斯特人，料理研究家、加拿大休倫國際大學經營學碩士（MBA），順天堂大學研究所醫學研究科．老化控制醫學客座助理研究員，致力於抗老化、全食物、健康、長壽、排毒等相關研究。與白澤卓二教授合著《選擇取悅身心的鹽：美味鹽食譜》、《七色蔬菜湯食譜》等書。

們各自有其樂趣和用法。

順道一提，椰子油也有各式各樣的種類，**我最推薦的是品質優良的「特級初榨椰子油」**（Extra Virgin Coconut Oil）。

我認為，仔細挑選內容物，選擇合乎用途的商品，才是聰明消費者的智慧。

椰子油的效果一天就能立即顯現

雖然椰子油不是藥，但每當我說明飲用椰子油後症狀改善和身體狀態的變化時，經常都會有人問我：「大概在開始幾天之後效果才會顯現呢？」

如前所述，美國紐波特醫師患有早發性阿茲海默症的丈夫，**在第一次吃椰子油的四個鐘頭之後，認知功能檢查的成績就從十四分上升到十八分，改善效果立即就顯現**。我的門診病患中某個阿茲海默症的患者，在吃了加入椰子油的咖哩湯後，**沒想到症狀也在當天就有了大幅改善，連本人都大吃一驚**。

當然，身體狀況因人而異。此外，有些人的體質就是無法製造出酮體，所以無法斷言所有人在食用的當天症狀就會改善。

即便如此，我還是一直聽到患者分享他們都感受到或多或少的變化，譬如在第一天的早餐之後就「不再覺得肚子餓了」，或是「比以前更能持續集中精神」等。

不過，希望用糖尿病治療藥物降低血糖值的人要特別注意。在開始椰子油飲食一陣子之後，血糖值會開始下降，再加上原本藥物的作用，可能會導致某些人陷入「低血糖」的狀態。

人體必須保持平衡才得以維持運作。但糖尿病的人因為不易保持平衡，再加上藥物作用容易陷入低血糖。有這種情形的人，請向主治醫師諮詢，看看是不是要改成不會把血糖降得那麼低的藥物，或是有必要停止服用藥物。

糖尿病患者中，也有些人會在家中自行測量血糖值。我建議在實踐椰子油飲食的同時，最好也能天天測量血糖值。

讓我們以正確的知識展開有益健康的椰子油飲食吧！

為了提高椰子油飲食的效果，若各位也能重新評估一下平常的飲食內容，就更容易有效地利用酮體。

在第一章與第二章裡，我不斷重申早餐要避免攝取碳水化合物。接著，在第三章裡，我想要介紹一下在午餐或晚餐也有益健康的食材與菜色。這一點也不難，只要稍微重新檢視一下平日所挑選的食材，就能有助健康。

Chapter

3

助你一臂之力的食物

比較

1

椰子油和橄欖油，哪一種對身體較有益？

在椰子油風潮中，經常有人問我的一個問題就是：「椰子油比橄欖油好嗎？」

橄欖油自古以來就被希臘等歐洲各國所愛用，研究證實它具有預防心肌梗塞、防止老化等作用，在日本也有愈來愈多人愛用。

「橄欖油有益健康」是無庸置疑的，但在無法製造酮體這一點上，則和椰子油不同。

在第一章裡說明過油的種類，富含於橄欖油中的油酸，是「不飽和脂肪酸」中被稱為「Omega-9脂肪酸」的「單元不飽和脂肪酸」之一。這名稱有點複雜，所以請記得「Omega-9」。

不飽和脂肪酸中，包括了無法在體內生成、必須從食物中攝取的「Omega-3脂肪酸」和「Omega-6脂肪酸」，「Omega-9脂肪酸」則是能在體內生成的油。也就是說，它並不是非吃不可的油。

各位可能會覺得「那為什麼橄欖油有益健康呢？」橄欖油之所以有益健康，很重要的一點在於，它在加熱後也不會被破壞。

各位知道「氧化」（oxidation）這個名詞嗎？它是指物質與氧氣結合導致成分的性質產生變化。鐵與氧氣結合氧化後就會生鏽，炸油在重複使用之後就會逐漸變成褐色，這些也都是氧化。但**橄欖油不易氧化，而且還能抑制體內發生的氧化**。

人類體內也會發生「氧化」。

人類不吸收氧氣就無法存活。細胞製造能量時要使用氧氣，但過程中會形成與一般氧氣有點不同的「活性氧」（active oxygen）。

活性氧也有各式各樣的種類，有些還能擊退壞菌。但是有些活性氧會附著在細胞上、損傷細胞，此時發生的現象就是「氧化」。而防止這種狀況的發生，就稱為「抗氧化作用」。抗氧化作用這個詞在稍後也會使用到，所以請先稍微記住一下。

橄欖油有高度的抗氧化作用，比「Omega-3脂肪酸」和「Omega-6脂肪酸」更不容易氧化。

而關於橄欖油的用法，因為身體所需的「Omega-3脂肪酸」和「Omega-6脂肪酸」，維持在「一比一」的比例最有益健康，但現在日本人的比例是「一比五」。**若用橄欖油來取代比例偏高的「Omega-6脂肪酸」，不僅能減少「Omega-6脂肪酸」，也能在體內發揮抗氧化作用。**

不妨試著在日常生活飲食中，改變烹調用油的用法和比例。此外，在餐點或飲料內加入椰子油就更好了。

靈活運用「Omega-3脂肪酸」、「Omega-6脂肪酸」和「Omega-9脂肪酸」，並且有效運用椰子油的酮體，就能有助擊退疾病、健康長壽。

比　較

2

拉麵和咖哩飯，午餐該吃哪一種？

如果午餐的菜色裡有「拉麵」和「咖哩飯」，各位會選哪一種呢？

曾經有注意自身健康管理的人回答我：「咖哩飯一份熱量高達七百至八百大卡，拉麵則為四百至五百大卡，所以我選拉麵。」

一般來說，喜歡拉麵的人似乎比較多。某些地方甚至被稱為「拉麵激戰區」，同時聚集了多家拉麵店，各家店鋪前無不大排長龍，引發了話題。青菜蘿蔔、各有所好，但在健康的考量上，我會建議大家選「咖哩飯」。

咖哩香料中所含的「薑黃素」（curcumin），在前述的「抗氧化作用」上有優異的效果，具備預防大腸癌、改善阿茲海默症等的作用。若加入大量蔬菜，還能同時攝取到維生素類和膳食纖維，所以我會推薦「咖哩飯」。

有人會質疑，「拉麵裡也有豆芽菜或高麗菜等大量的蔬菜，熱量又比咖哩飯低，不是更好嗎？」

拉麵的問題在於「麵」。麵是碳水化合物，進入體內之後會變成葡萄糖流進血液中，讓血糖值升高。當血糖值急速升高時，身體的機制會試圖使其降低，這樣激烈的高低起伏很容易發展為糖尿病。

當然，我的意思並非只是偶爾吃一碗拉麵就會有糖尿病。但**一星期內連吃好幾次，有時就助長了罹患糖尿病的可能性**。

拉麵的麵，除了是碳水化合物外，還有別的問題。這也關係到麵的種類，但當麵體滑溜順口時，就能咕溜咕溜地下肚。這樣一股勁兒地吃進肚子裡也不是一件好事。

人體在吃進食物到感到「飽足」為止，需要花上一段時間。因為認知飽足感的是大腦，所以大腦「覺得飽了」與實際感受到胃裡的食物量之間，會產生一些時間差。細嚼慢嚥時反而覺得「明明沒吃那麼多卻飽了」，就是因為大腦比較容易感受到飽足感。

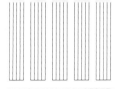

廣告回函

台灣北區郵政管理局登記證

台北廣字第2296號

免貼郵票

105

台北市復興北路333號11樓之4

如果出版社

收

如果

如果出版 讀者服務卡

謝謝您購買本書。

為了給您更好的服務，敬請費心詳填本卡。填好後直接投郵（免貼郵票），您就成為如果的貴賓讀者，優先享受我們提供的優惠禮遇。

您此次購買的書名＿＿＿＿＿＿＿＿＿＿＿＿＿＿＿＿

姓名：＿＿＿＿＿＿＿＿＿＿ □先生 □小姐　民國＿＿＿年生　□單身　□已婚

郵件地址：□□□ ＿＿＿＿＿＿ 縣市＿＿＿＿＿＿市區

＿＿＿＿＿＿＿＿＿＿＿＿＿＿＿＿＿＿＿＿＿＿＿＿

■**您的E-mail address**：＿＿＿＿＿＿＿＿＿＿＿＿＿＿

■**您的教育程度**？□碩士及以上　□大專　□高中職　□國中及以下

■**您從何處知道本書**？

□逛書店　□報章雜誌　□媒體廣告　□電視廣播

□網路資訊　□親友介紹　□演講活動　□其他＿＿＿

■**您希望知道哪些書最新的出版消息?**

□百科全書、工具書　□文學、藝術　□歷史、傳記　□宗教哲學

□自然科學　□社會科學　□生活品味　□旅遊休閒

□民俗采風　□其他＿＿＿＿＿＿＿＿＿＿＿＿＿＿

■**您是否買過如果其他的圖書出版品?** □有　□沒有

■**您對本書的評價**（請填代號，1.非常好 2.滿意 3.尚可 4.有待改進）

內容＿＿＿＿＿文筆＿＿＿＿＿封面設計＿＿＿＿＿版面編排＿＿＿＿

其他建議：

■**您希望本書系未來出版哪一主題的書?**

讀者服務信箱　E-mail andbooks@andbooks.com.tw

一股勁兒地吃下拉麵，吃飽的訊號較難傳達到大腦，結果就容易造成「連湯都全部喝光」的狀況。雖然各家做法不同，但拉麵的湯含鹽量高，也有可能導致高血壓。

基於拉麵所含的碳水化合物成分多、容易吃得很快、湯裡鹽分多這幾點，我還是建議咖哩飯勝過拉麵。

當然，咖哩飯的飯也是碳水化合物，我個人通常都是吃咖哩湯加糙米。比起白米，糙米較不容易讓血糖值變高，也含有豐富的維生素與礦物質。當「外食很難找到咖哩湯加糙米的套餐時」，可以選擇一般的咖哩飯，但**先吃咖哩並節制飯量，只吃半碗左右也可以吃得健康**。

比較

3

用全麥麵粉做的麵包與用精製麵粉做的麵包，哪一種比較容易讓血糖值上升？

我平時吃飯吃的不是白米，而是吃糙米或五穀米。這是因為糙米或五穀米比較不容易讓血糖值急速上升，也不太會妨礙椰子油製造酮體，還含有豐富的維生素與礦物質，口感好也有飽足感。

細嚼慢嚥地吃糙米，飽足感就會產生，就算想吃很多，但會意料外地根本吃不下那麼多，自然就能在不勉強的狀況下，減少碳水化合物的攝取量。

當我談到這個話題時，就會有人提出關於麵包的看法。

「那比起用精製麵粉做的白麵包，用未精製全麥麵粉做的麵包更好，對吧！」

一般的認知裡，全麥麵粉會將麩皮、胚乳等都一起搗成粉狀，富含維生素與礦物質，也不易讓血糖值急速升高。不過，卻**有研究報告指出，全麥麵包比白麵包更容易讓血糖值上升**。

在一九八一年多倫多大學的研究中，調查了碳水化合物對血糖值影響的數值化指標「升糖指數」（GI值，Glycemic Index），結果發現相對於全麥麵包的「GI72」，精緻白麵包為「GI69」，蔗糖（sucrose）為「GI59」，含花生醬的巧克力為「GI41」等，其中全麥麵包是最容易讓血糖值上升的食物。因為，升糖指數的數值愈高，就愈容易讓血糖值升高。

用全麥麵粉做的麵包，比蔗糖、巧克力，甚至比白麵包，都更容易在吃了之後，讓體內充滿葡萄糖。

其實，在許多人「每天都吃全麥麵包」的美國，正因為這與肥胖、糖尿病息息相關，而引發了大問題。

在我的翻譯書《不要吃小麥！》（日本文藝社）[1]中也曾經介紹過，原書作者俄亥俄州立大學（The Ohio State University）附設醫院的威廉・戴維斯（William Davis, MD）博士，他一直都致力於全麥麵粉的研究。

他建議肥胖且有糖尿病的患者在飲食中要戒除全麥麵粉，三個月後多數患者的血糖值獲得改善，體重也降了十至十五公斤。甚至，連胃酸逆流回食道的逆流性食道炎、氣喘、皮膚濕疹等症狀也減緩，睡眠品質改善，專注力、活動力提升等，都證明了只是戒除全麥麵粉就能為健康帶來許多益處。

雖說全麥麵粉比白麵包更容易讓血糖值上升，各位一定會覺得「但為什麼會與其他疾病也有關聯呢？」這與美國的全麥麵粉「未經過精製處理」有關。

在美國，為了大量生產小麥，所以品種交配與基因改造非常盛行。研究

註1：中文版為《小麥完全真相：歐美千萬人甩開糖尿病、心臟病、肥胖、氣喘、皮膚過敏的去小麥飲食法》（*Wheat Belly: Lose the Wheat, Lose the Weight, and Find Your Path Back to Health*），威廉·戴維斯著，閻紀宇譯，天下雜誌出版，二〇一四年。

成果已經發現有促使小麥成長、抵禦疾病、大量結實等，與小麥細胞相關的重要基因。透過人工操作，就能提高培育小麥的效率。

美國的專家指出，當反覆進行基因改造之後，小麥中所含的一種蛋白質「麩質」（gluten），就會變得有害健康。

每天吃全麥麵粉，大量的麩質也會進入體內。雖然普通的小麥也含有麩質，但像全麥麵粉一樣未經過精製處理的小麥，會因其中所含成分的組合，而讓血糖值容易上升，甚至麩質對身體所造成的影響也更大。

對麩質敏感的體質會引起發炎反應。體內到處都在發炎，就會發展成各式各樣的疾病。我們並不清楚日本的麵包使用什麼樣的全麥麵粉，但只要是使用進口麵粉，就跟美國沒什麼兩樣了。

因此，希望各位能理解為何有時並無法斷言「全麥麵粉比白麵包好」。

比較

4

味噌煮鯖魚套餐和青菜炒肉片套餐，午餐該吃哪一種？

午餐套餐有各式各樣的選擇，而菜單上常見的味噌煮鯖魚套餐和青菜炒肉片套餐。各位會選哪一種呢？

「鯖魚好像比肉片更有益健康！」這個答案沒有錯，但這兩種套餐都有它的優點。

鯖魚富含名為「Omega-3脂肪酸」的油。前文中也多次提及「Omega-3脂肪酸」的話題，它的優異之處在於能夠抑制由「Omega-6脂肪酸」所引起的發炎。吃鯖魚，自然能夠為體內吸收進「Omega-3脂肪酸」。

味噌煮鯖魚套餐，的確是非常有益健康。

只不過，在燉煮鯖魚時的調味料，除了味噌、酒、味醂之外，還加入砂糖，這樣飯後血糖值就容易升高。因為會妨礙酮體的生成，所以不太推薦。

在日式料理的調味裡，經常會使用砂糖。燉煮的料理或壽喜燒等，都會加入大量的砂糖，來讓醬油的鹹味變得更甘醇。此外，愈不新鮮的鯖魚愈容易產生會引起過敏的成分，所以也有些人「不敢吃鯖魚」。在這種情況下，我會推薦選擇青菜炒肉片套餐。或許有人認為「青菜炒肉片套餐感覺容易胖！」但其實肉類含有豐富的蛋白質。

蛋白質不僅對肌肉，也對內臟和血液等非常重要，是維持人體的重要營養素之一。青菜炒肉片不只有富含蛋白質的肉，還能一起吃下富含維生素、礦物質和膳食纖維的蔬菜。若使用富含「Omega-9脂肪酸」的橄欖油拌炒就更棒了。富含「Omega-3脂肪酸」的荏胡麻油或亞麻仁油，由於加熱過後健康成分會流失，所以很可惜並不適用於熱炒。

當然，對於食物的喜好因人而異。選哪一種都無妨，但為了節制碳水化合物的攝取，請記得白飯要「少一點」。因為，若是味噌煮鯖魚都已經刻意不用砂糖了，還吃一大堆飯就白費工夫了。

比　較

5

漢堡排和可樂餅，哪一種更健康？

日式漢堡排和可樂餅都是老少咸宜的熱門食物。有些人甚至會「用可樂餅代替下午的點心」。可樂餅和漢堡排不同，因為在店頭剛炸起來的買了就能馬上吃，所以也有些人把它當成速食。

另一方面，有些人則鍾愛漢堡排。還有些人認為「可樂餅是炸的，所以漢堡排比較健康！」但其實兩者都分別有些問題。

漢堡排的肉含有豐富的蛋白質，有益健康。不過，在攪拌絞肉時不只會用到雞蛋，還會用到麵包粉或麵粉。吃下之後容易讓血糖值上升，和大量的米飯一起吃時，更容易引發糖尿病。

所以，我建議吃不使用麵包粉或麵粉的漢堡排。此外，如番茄醬等醬料，最好也選用不含砂糖的商品。

相對地，可樂餅一般都是把馬鈴薯搗碎後做成內餡。「馬鈴薯是蔬菜，含有比肉類更豐富的維生素！」

這樣的觀點也沒錯。只是，馬鈴薯富含澱粉，也是一種碳水化合物。吃了碳水化合物，血糖值就會上升。馬鈴薯和白麵包或白米一樣，都是容易讓血糖上升的食材。

或許有人會驚訝「可樂餅和米飯一樣？」因為可樂餅不單純是馬鈴薯，**還會沾上麵包粉後油炸，而馬鈴薯和麵包粉兩者，都是容易讓血糖值上升的食材**。

空腹時吃可樂餅，更容易讓血糖值上升。若和麵包或米飯一起吃，會更加快血糖值上升的速度。

此外，在店頭炸可樂餅時經常使用的沙拉油，通常富含第一章裡提過的不飽和脂肪酸之一的「Omega-6脂肪酸」。

「Omega-6脂肪酸」是身體必需的營養素之一，但攝取過量容易導致發炎。請把發炎想像成在體內發生的小火災。過多的「Omega-6脂肪酸」會讓血管中、氣管黏膜、關節、內臟器官的細胞等，到處都發生小火災。

若因血管發炎形成血塊（血栓），就可能發展為心肌梗塞或腦梗塞。若發生在氣管黏膜，就可能發展為支氣管氣喘。關節的發炎，則會導致免疫功能失衡，甚至可能發展為類風濕性關節炎，而且發炎也有可能助長癌症的發生。近年來，有報告指出，「Omega-6脂肪酸」導致的發炎，與憂鬱症也息息相關。

請記得，過度攝取「Omega-6脂肪酸」會危害健康。

可樂餅的內餡通常是肉類、馬鈴薯和洋蔥，所以也不含有可以抑制「Omega-6脂肪酸」發炎的「Omega-3脂肪酸」。

換言之，很容易就能吃到的可樂餅，不但容易讓血糖值上升，油炸時所使用的油，也助長了因「Omega-6脂肪酸」所引起的發炎。

因此，比起可樂餅，漢堡排是略勝一籌。

當然，我不會說不能吃可樂餅。但用富含「Omega-9脂肪酸」的橄欖油，或是用「Omega-6脂肪酸」和「Omega-9脂肪酸」含量比例差不多的麻油來炸，會是比較好的選擇。此外還要注意，千萬不要用來取代點心，最好能當作正餐，和大量的蔬菜如沙拉等一起吃，血糖值才比較不容易上升。

比較

6

若是吃肉，牛排和雞肉串燒哪個好呢？

前一節裡提到，漢堡排若不使用麵包粉或麵粉來塑形，只和雞蛋攪拌成肉醬狀，會比可樂餅來得健康。這是從血糖值的角度來思考，但在考量到疾病的風險時，狀況又不太一樣了。

有一份耐人尋味的數據指出肉類與攝護腺癌之間的關聯性。攝護腺癌是發生在男性生殖系統之一的攝護腺的癌症。

南加州大學（University of Southern California, USC）的阿米特・喬希（Amit D. Joshi）博士等人，進行了有關飲食內容與攝護腺癌的大規模調查。調查早期攝護腺癌患者、晚期攝護腺癌患者與非患者共計二九五三人，結果發現每週吃一・五次以上用平底鍋烤牛肉或豬肉料理的人，罹患晚期攝護腺癌的風險上升至三〇％。若一週吃二・五次以上直接火烤等高溫烹調肉類料理的人，這一項風險更是高達四〇％以上。

吃用大火燒烤的肉類，罹患晚期攝護腺癌的風險就會增高。

根據喬希博士的調查，這是因為高溫烹調的肉類所產生的化學物質，會在攝護腺的細胞裡變成致癌物質，提高罹癌風險。而且，據說較容易熟的漢堡排，風險又比牛排來得高。

在看過這個數據後，各位可能會覺得「男性最好不要吃高溫烹調的肉類」。但不可思議的是，在喬希博士的研究裡發現，用平底鍋烹調的雞肉會增加風險，但直接火烤，風險卻是下降的。雖然原因不明，但**雞肉直接火烤，罹患攝護腺癌的風險的確是下降的**。

現階段之所以能說「雞肉串燒比牛排好」，是因為**直接火烤的雞肉串燒，比牛排更有可能降低罹患攝護腺癌的風險**。

因此，我會建議男性選雞肉串燒勝過於牛排，但前提是注意不要沾太多甜的醬汁或是鹽巴。

比較

7

若是吃魚，嫩煎鮭魚和麥年魚排要選哪種好？

前一節裡提到的是肉類，而許多魚類都富含人體所需的「Omega-3脂肪酸」，所以比起肉類，我更推薦大家多吃魚。尤其是鯖魚等青背魚更好，但外食的菜色裡並不一定會出現。因此，曾經有人問我：「嫩煎鮭魚和鱈魚等麥年（Meunière）[1]白肉魚排，哪一種較好？」

鱈魚含有豐富的維生素、礦物質與蛋白質，但可惜幾乎不含任何「Omega-3脂肪酸」。

鮭魚含有豐富的「Omega-3脂肪酸」，而且魚肉紅色的成分中富含具抗氧化作用的「蝦紅素」（astaxanthin）。

前文說明過抗氧化作用。當氧氣吸入體內後，有一部分會變成活性氧，

註1：麥年是法國料理中調理魚類的一種方法，做法是將魚肉沾裹麵粉後下鍋，再用大量奶油煎至金黃色，比目魚、鰈魚等白肉魚，以及鮭魚、虹鱒為較常使用的魚類。

會傷害細胞，並可能發展為癌症、生活習慣病等。抗氧化作用就是在防止活性氧所引發的這些問題。

各位知道當暴露在戶外的大量紫外線下時，抗氧化作用也能發揮效果嗎？

由於強烈紫外線會傷害細胞，皮膚會防止過多的紫外線侵入體內。但當體內有大量活性氧時，皮膚防禦紫外線的功能就會變差，紫外線就會損傷皮膚下的組織，結果造成細胞變性、壞死，變成斑點或皺紋。

想必各位都聽過「維生素C的抗氧化作用有助於抵抗紫外線」的說法，因此為了防止前述的狀況發生，在曝露於強烈紫外線之前或之後攝取大量維生素C，就能因抗氧化作用而防止肌膚損傷。

鮭魚紅肉中蝦紅素所具備的抗氧化作用，據說比維生素C高出約一千倍。

鮭魚具備抑制「Omega-6脂肪酸」發炎反應的「Omega-3脂肪酸」，以及蝦紅素抗氧化作用的雙重效果，都有助於預防疾病。

當然，雖說含有有益健康的成分，也不建議大家老是吃「嫩煎鮭魚」。可以吃鯖魚等青背魚，也吃嫩煎鮭魚，這樣的平衡更為重要。

比較

8

若要彌補蔬菜攝取不足，蔬果汁和番茄汁要選哪一種？

外食總是吃套餐之類時，很容易就會有蔬菜攝取不足的問題。如果吃的是青菜炒肉片等使用大量蔬菜的料理就還好，但經常遇到只有一小份沙拉搭配主菜的狀況。

就算覺得蔬菜不夠想另外加點一份沙拉，但在午餐時段生意好的店家也很難加點，花費增加對荷包來說也是個負擔。

有些人說：「我都喝蔬果汁。比起番茄汁，蔬果汁能攝取到更多不同蔬菜的成分，所以蔬果汁比較好吧！」

蔬果汁裡的確含有各式各樣的成分。除了維生素類之外，也富含在體內會變成維生素A的胡蘿蔔素（carotene）。維生素A具有保護黏膜的作用，當維生素A不足時，被稱為眼睛螢幕的視網膜細胞也會無法維持正常的功能。

不過，要特別注意的是，有時蔬果汁裡含有會提高血糖值的食材。其中最具代表性的就是胡蘿蔔。

「胡蘿蔔含有大量的胡蘿蔔素，不是有益健康嗎？」會這麼想的人，算是相當注重健康的人。胡蘿蔔的確是富含胡蘿蔔素的蔬菜。

但是，胡蘿蔔容易讓血糖值上升，而且是番茄的兩倍以上。

當然，這並不是要反對在烹調時使用胡蘿蔔。只是，若為了彌補蔬菜不足而喝下大量蔬果汁，反而會導致血糖值上升。所以，因為椰子油飲食必須節制碳水化合物攝取，所以並不推薦。

另一方面，番茄富含具抗氧化作用的茄紅素（lycopene）。茄紅素和鮭魚的紅色色素蝦紅素或維生素C等一樣，都能防止活性氧對細胞造成的損傷。所以二選一時，番茄汁會是比較好的選擇。

不過，喝番茄汁時請記得要選無鹽的商品。因為鹽分攝取過多容易引發高血壓，必須特別注意。

比　較

9

新鮮水果和果汁哪一種比較有益健康？

水果與蔬菜中不僅含有維生素與礦物質，有些更富含具強力抗氧化作用的「多酚」（polyphenol）。因為水果或蔬菜在田裡會暴露在大量太陽的紫外線下，為了防禦紫外線的侵害，自然而然就累積了具強力抗氧化作用的成分。不過，正如在第二章裡所提過的，水果同時還含有和砂糖一樣的甜味成分的果糖，所以請避免過量攝取。

關於水果，有些人覺得「比起新鮮的水果，市面上販售的果汁反而更能馬上知道裡面有哪些成分，這樣更好」。的確，只要看一下記載在包裝上的成分表，裡面含有哪些成分就一目了然。

在此，讓我來介紹一個比較新鮮水果與果汁的有趣研究。

這個研究是由美國哈佛大學的孫琦（Qi Sun，音譯）博士所主持。首先，研究發現每週吃兩盤以上（約400g）藍莓、葡萄、蘋果的人，比起一個月吃不到一盤（約200g）的人，罹患糖尿病的風險降低二三%。也就是說，定期吃固定分量的水果，較不易罹患糖尿病。

接著，孫博士**又針對果汁進行了同樣的調查。每天喝一瓶（約240ml）以上的人與沒喝的人相比，罹患糖尿病的風險竟然增加二一％**。換言之，平時經常飲用果汁的人，罹患糖尿病的風險比沒喝的人還高。以為有益健康而每天飲用的果汁，卻可能招致反效果。

定期吃新鮮水果能降低罹患糖尿病的風險，而且效果比喝果汁的人還好。

我每天早上都會固定吃不易讓血糖值升高的蘋果和藍莓等莓果類，在仔細清洗之後，連皮一起用果汁機打成蔬果昔飲用。水果的營養成分都凝聚在果皮與果實之間，蘋果和藍莓雖然可以連皮吃，但打成蔬果昔更容易入口。

喜好因人而異，但如果可能，不妨定期吃蘋果和莓果類，有益健康！

比　較

10

如果要加椰子油，咖啡或紅茶，要選哪一種？

我習慣把椰子油加進咖啡裡一起喝，不過有些人喜歡紅茶更勝咖啡。我也經常聽到有人說：「我在無糖奶茶裡加椰子油，我喜歡紅茶的香味。」

紅茶所含的咖啡因及具抗氧化作用的多酚等，都很有益健康。即便如此，我還是有意識地喝咖啡多過於紅茶。因為種種研究都指出，咖啡可以降低罹患疾病的可能性與死亡風險。

美國國家癌症研究所（National Cancer Institute, NCI）的尼爾．費德曼（Neal D. Freedman）博士等人，自一九九五年至二〇〇八年期間，以成人男女四十萬人為對象，進行關於咖啡飲用量與死亡率的大規模追蹤調查。

結果發現，平均一天咖啡飲用量愈多的人，罹患心臟病、腦中風、呼吸道疾病、糖尿病等的風險變低。並指出，即便是喝不含咖啡因的咖啡，也觀察到同樣的結果。

也就是說，只是喝咖啡就能降低疾病的風險，更能降低死亡風險。

一天喝一杯的人與完全不喝的人相比，死亡風險低了六％，一天喝二至三杯的人低了一三％，一天四至五杯的人，更低了一六％。

一定也有些人會說：「咖啡的苦味實在很難讓人喜歡。」

雖然不必勉強喝咖啡，但對咖啡愛好者來說，還有一個好消息。

在雅典大學（University of Athens）耶拉西莫斯．西亞梭斯（Gerasimos Siasos）博士的研究裡發現，每天喝一杯以上希臘咖啡（Greek coffee）[1]的高齡者與沒喝的人相比，血管壁仍能保持在年輕柔軟的狀態。

年輕柔軟的血管壁有助於預防動脈硬化、心肌梗塞與腦梗塞等疾病。

希臘咖啡的沖泡方法非常獨特，是將咖啡豆磨成細粉後直接煮，日本人不太習慣。

我喝的是普通咖啡，但就算這樣效果也是值得期待。

註1：希臘咖啡，又稱土耳其咖啡，做法是將咖啡豆磨碎成粉放入銅製的小咖啡壺「Briki」中，依個人口味加入適量的糖與開水煮到沸騰，再將咖啡連渣一起倒入杯中飲用。

比較

11

如果要加進咖啡裡，牛奶和豆漿，要選哪一種？

在咖啡裡加牛奶，可以讓味道變得更醇厚。我都會把椰子油加進牛奶裡用果汁機攪勻後，再加入咖啡裡。曾經有人問我：「我不喜歡牛奶。加豆漿不行嗎？」

牛奶含有豐富的蛋白質與鈣等營養素，但患有「乳糖不耐症」（lactose intolerance）的人無法分解、吸收牛奶的部分成分，而且日本人中這種人意外的多。

乳糖是牛奶中的甜味成分，乳糖不耐症的人因為無法分解、吸收乳糖，而會引發腹瀉等症狀。如果是「一喝牛奶就會腹瀉」的人，那我會推薦豆漿勝過牛奶。當然，就算沒有相關症狀的人，選擇豆漿也沒問題。

經常有女性朋友對我說：「我聽說豆漿含有大豆異黃酮（isoflavones），對美容或健康都有益。」

異黃酮是一種類似女性荷爾蒙作用的成分。一般認為，因為飲食生活導致荷爾蒙失調，或是因為年齡增長導致女性荷爾蒙減少的人，大豆異黃酮可以調整體質，且有助於預防癌症等疾病。

豆漿是由大豆磨碎後製成，所以也含有大豆異黃酮。但近年來有研究發現，大豆異黃酮在進入體內時，若沒有某種腸內菌，就無法被分解、吸收。據說，日本女性有約一半都無法分解、吸收大豆異黃酮。

但也無須因此失望，認定「那豆漿可能就沒什麼幫助了吧！」畢竟，大豆所含的豐富蛋白質，與牛奶不相上下。有些人會對牛奶中的某種蛋白質過敏，所以以豆漿代替牛奶，還是對健康有益的。

不喜歡豆漿味道的人就選牛奶。不然，是可以用豆漿代替牛奶的。

比　較

12

如果喝酒，啤酒和紅酒，要選哪一種？

大家喜歡喝酒嗎？

相信有不少人都覺得「在下班後去喝一杯，夜晚小酌讓人放鬆」，或是覺得「口渴時喝下的第一口啤酒，絕妙滋味令人銷魂。每天晚上都要喝啤酒。」

最近，由於市面上出現很多零醣、零卡、零嘌呤體（purine body，痛風的原因）的發泡酒和第三類啤酒[1]，所以也出現一些人自稱「我不在意成分，但有在控制喝酒的量」。

如日本酒或葡萄酒等，用微生物使米或葡萄發酵後製成的酒，因為糖分較多，很容易在體內產生過多的葡萄糖。雖然市面上也開始出現減少醣類的日本酒，但喝多了總是不好。

把焦點放在糖分以外的成分時，我會推薦的是「紅酒」。

紅酒含有一種具抗氧化作用的多酚「白藜蘆醇」（resveratrol），研究發現這個成分有益腦部健康。

根據德州農工大學健康科學中心再生醫學研究所（The Texas A&M University Health Science Center College of Medicine Institute for Regenerative Medicine, IRM）的研究，體內被注入白藜蘆醇的實驗鼠與對照組相比，顯示出了較高的學習能力。因為白藜蘆醇提升了牠們的記憶力。

大腦中與記憶力有關的部位稱為「海馬迴」（hippocampus）。這是一個位於左右腦半球、形狀如動物海馬般的部位，當海馬迴的功能變差時，記憶力就會減退、學習能力會下降。

前述單位的研究人員們，調查了被注入白藜蘆醇的實驗鼠的大腦後發

註1：第三類啤酒是繼發泡酒之後，媒體創造出來的新詞。主要用來代表酒稅上不歸屬於「啤酒」或「發泡酒」範疇的啤酒風味發泡酒精飲料。

現，與對照組的實驗鼠相比，牠們的海馬迴出現了新的神經細胞，數量高達兩倍，並獲得了活化。此外，腦部發炎可能會導致阿茲海默症或腦血管性失智症，但在被注入白藜蘆醇的實驗鼠身上，發炎症狀也獲得了控制。

順道一提，富含白藜蘆醇的紅酒所使用的葡萄品種，是一般就很容易買到的「黑皮諾」（Pinot Noir）與「梅洛」（Merlot）。

若考慮到腦部健康，比起啤酒不妨喝「紅酒」吧。

Chapter 4

換油就換個人生

能夠預防、改善失智症

話說回來，至此我一直在說明椰子油具有改善和預防失智症的效果。失智症在日本也已經引發了非常大的問題。

日本，在全世界來看堪稱是長壽大國，高齡者的人數也持續增加。現在無論男女，平均年齡都超過了八十歲，但據說沒有長期臥床、能夠精神奕奕生活的「健康年齡」，比平均壽命少了約十年，也就是七十幾歲。而長期臥床原因之一的失智症，患者人數也逐年增加。

失智症是一種緩慢惡化的腦部疾病。

「去到店裡，忘了昨天剛買的東西，結果又買了同樣的東西」，這種心不在焉的狀況誰都有經驗，但當這種情形每天都反覆發生時，就會懷疑是不是罹患了失智症。

失智症患者無法記得不久前發生在自己身上的事。不記得從別人口中聽到的名字、吃過什麼東西、剛剛走過的路等，久而久之就無法一個人獨立維持日常生活。

根據日本厚生勞働省的推算，有人照料才能自立「日常生活自立度II以上」的失智症高齡者，在二〇一〇年為二八〇萬人，二〇一五年為三四五萬人，二〇二〇年將達到四一〇萬人。換言之，日本的失智症患者人數會持續增加。

失智症有幾種原因，其中占了五至六成的是阿茲海默型失智症（阿茲海默症）。

阿茲海默症因腦神經細胞受損並壞死，導致記憶等功能變差。腦部受損的原因至今尚未明朗，但發現到一種對腦部而言可謂無用的垃圾——β－類澱粉蛋白（beta-amyloid protein），會堆積在神經細胞的內外，導致神經細胞無法正常運作，最終壞死。

在這樣的狀況下，神經細胞就會無法順利吸收原本做為能量來源的葡萄糖。能量不足的問題會雪上加霜，加速神經細胞的功能低下與壞死。

若能運用葡萄糖之外的能量來源，神經細胞就能重生。第一章裡也已經說明過，此時就是椰子油所生成的酮體能發揮作用的時刻。

由於腦神經細胞也能用酮體做為能量來源，因此阿茲海默症的患者吃了椰子油後症狀就會改善。

此外，椰子油也有助於預防失智症。

雖然還未確切掌握阿茲海默症的成因，但已經知道在症狀出現之前，腦部的神經細胞已經開始失常。也就是說，即便沒有症狀，腦部的神經細胞也會出現異常。

若能實踐椰子油飲食，重新喚醒已經無法順利運作的神經細胞，就有可能抑制失智症的症狀。

目前，正因為沒有能治癒阿茲海默症的藥物，所以更希望大家能有智慧地採行椰子油飲食。

同時預防糖尿病與失智症

有人稱阿茲海默症為「第三型糖尿病」。各位知道為什麼嗎？

前文中也曾經稍微說明過，糖尿病是細胞無法吸收葡萄糖，導致血液中充滿過多的葡萄糖，並引發各種症狀。另一方面，阿茲海默症則是腦部神經細胞受損，不再能順利地吸收葡萄糖。

「無論是糖尿病或阿茲海默症，細胞都無法順利地吸收葡萄糖」，是兩者的共通點。與兩者相關的就是控制血液中葡萄糖的一種荷爾蒙——「胰島素」。而讓胰島素失調的，可說就是偏重於碳水化合物的飲食內容。

或許也有人會覺得「我曾經聽過因為吃過多碳水化合物而罹患糖尿病，但阿茲海默症和碳水化合物又有什麼關係呢？」

其實，兩者就如手足般息息相關。

吃了大量的碳水化合物，血液中就會充滿葡萄糖，為了處理這些葡萄糖，胰臟就會分泌出大量的胰島素。當這種狀態長久持續時，細胞會變得無法從血液中吸收葡萄糖。就彷彿細胞在抗議「我已經受夠了用葡萄糖做為能量」一般，變得無法處理葡萄糖。這是糖尿病的特徵之一。

此時，腦神經細胞也會變得無法吸收葡萄糖。這個名詞或許有點難，但這種細胞無法再吸收葡萄糖的狀態，稱為「胰島素阻抗」（insulin resistance），也會發生在腦部。

換言之，無論是糖尿病或阿茲海默症，它們的共通點就是因胰島素阻抗，細胞已不再能吸收葡萄糖。所以，阿茲海默症也被稱為是「第三型糖尿病」。

這兩種疾病都會導致細胞無法使用葡萄糖做為能量來源。因此，若能使用椰子油生成的酮體，來取代碳水化合物的葡萄糖，細胞就能重生，也能遏止疾病的惡化。

實際上，在我的研究裡也一樣，糖尿病或阿茲海默症的患者都因為吃椰子油，而症狀有所改善。糖尿病僅能重新檢視飲食生活很難改善，阿茲海默症目前也尚無藥物可以治癒，但吃椰子油就有可能同時預防與改善。

酮體也運用在癲癇的飲食療法上

腦部疾病有許多不同的類型，其中與酮體息息相關的就是「癲癇」（epilepsy）。

癲癇的特徵是，腦部的電訊號（electric signal）紊亂導致癲癇發作，會出現意識障礙等症狀。由於會突然失去意識而昏倒，所以有時也會發生生命危險。

根據推算，日本國內每一百至兩百人中就有一人罹患癲癇，不只是小孩，成人也會發作。癲癇的藥物種類繁多，包含手術等各種治療方法在日本已相當普及。對於用這些方法無法治癒的癲癇患者，美國等海外國家採取的是「生酮飲食」（ketogenic diet）。

生酮飲食中限制攝取麵包等碳水化合物，透過增加油的攝取，讓身體以酮體做為能量來源。

生酮飲食中若再加入椰子油，就等同於我所提倡的「椰子油飲食」。

在美國**有研究報告指出，用其他治療法無法治癒的癲癇患者，在實施了生酮飲食後，有半數患者都減少了發作頻率**。

腦部的機制很複雜。透過修正腦部電訊號的混亂，就能抑制癲癇患者的發作。因為，酮體不僅能做為細胞的能量來源被運送至腦部，對於那些把腦部電訊號攪亂的路徑，酮體也具備了將其導正的作用。雖然專家尚未解開這背後的原因，但各式各樣的研究正在推進中，相信這個機轉在今後會更為明朗。

也有人覺得疑惑，「為什麼酮體能導正腦部的運作？葡萄糖就不行嗎？」

在第二章裡已經說明過，油是大腦不可或缺的營養素。油的同類「膽固醇」在全身上下的量，也有約五分之一都位於腦部。神經細胞和其他的神經細胞，都是一邊交換資訊一邊運作。這個資訊交換的過程中，膽固醇也是不可或缺的物質。

葡萄糖會阻礙腦部油脂的功能。

在椰子油飲食裡，透過節制碳水化合物的攝取，停止經由葡萄糖供給能量，酮體就能順暢地被運送至腦部。如此一來，脂溶性的維生素類也能獲得適切的運用，膽固醇也能遍布腦部，腦神經細胞也會變得正常且活躍。

而葡萄糖就是做不到這一點。

憂鬱症也與缺乏油脂密切相關

前文中已經說明過膽固醇是腦部不可或缺的成分。但有些人遇過在定期健診中，發現被稱為壞膽固醇的ＬＤＬ膽固醇值偏高時，醫師就開出處方藥物。

曾經有人問我：「服用降ＬＤＬ的藥物，對腦部沒有影響嗎？」這是個非常好的問題。

其實，**許多歐美研究者的研究結果都指出，膽固醇值下降時容易罹患憂鬱症**，甚至提出許多令人大吃一驚的數據。

舉例來說，以高齡男性為對象的研究中發現，膽固醇值低者與高者相比，憂鬱症的風險高出三〇〇％。也就是說，低者比高者更容易罹患憂鬱症，且機率高達三倍。

此外，**膽固醇值低者與高者相比，企圖自殺的可能性也高出二〇〇%**。

當體內膽固醇不足時，腦部也會膽固醇不足，導致腦部無法正常運作。

二〇一〇年，根據《美國心臟病學院期刊》（*Journal of the American College of Cardiology*）上的報告，耶魯大學的研究人員針對持續服用斯達汀（Statins）[1]類降膽固醇藥物的人，進行長達十一年半的追蹤調查，結果發現LDL值低的人死亡率最高。

換言之，**用藥物降低膽固醇值，不僅容易罹患憂鬱症，連面臨生命危險**

註1：斯達汀類藥品，又稱為HMG-CoA還原酶抑制劑（HMG-CoA reductase inhibitors），是高血脂患者在治療及預防心血管疾病及降低死亡率的第一線治療藥物，且服用後引發嚴重藥物不良反應較為罕見，因此是目前被認為相對安全有效的藥物。但這類藥品上市後，發現部分患者會因對此類藥物有不耐受性而拒絕繼續治療，其中較常見的藥物不良反應為肌病變（Statins Induced Myopathy, SIM）。

的機率都變高。

我不推薦使用斯達汀類降膽固醇藥物。美國的專家也已經敲響了警鐘。

無須用藥物降低膽固醇，吃含膽固醇的食物也沒問題。

如同在第二章裡說明的一樣，當搬運膽固醇的搬運工「LDL」發生變化、變小時，就會損傷到血管壁，可能導致動脈硬化。膽固醇含量高的飲食與使壞的小小搬運工「LDL」幾乎沒有關係。真正息息相關的，是碳水化合物的過度攝取。

在椰子油飲食裡，並沒有針對膽固醇進行限制。希望各位節制的始終都是碳水化合物。最終是能藉由酮體與充分的膽固醇，得以讓罹患憂鬱症的風險降低。

美國專家也都十分期待，酮體能夠對改善憂鬱症有所貢獻。

改善因壞油導致的憂鬱症

如前所述，膽固醇值低時容易罹患憂鬱症。但還有一項因素，也助長了罹患憂鬱症的風險，就是沙拉油等植物油所含的「Omega-6脂肪酸」。

就如前文中多次提及的一樣，「Omega-6脂肪酸」攝取過剩時會引起發炎。但發炎這個說法似乎有點難懂，所以經常有人問我：「憂鬱症是精神的疾病吧，跟Omega-6脂肪酸的發炎有什麼關係呢？」

關於憂鬱症，還有許多尚未釐清的部分，但已經證實的是，憂鬱症與腦神經細胞間訊號傳達不順暢有關。

腦神經細胞靠著神經傳導物質的互相交流在運作。一般認為，引起「Omega-6脂肪酸」發炎的物質，會阻礙神經傳導物質的交流。也就是說，

「Omega-6脂肪酸」會妨礙神經細胞的運作，可能因此發展成憂鬱症。

雖然尚未掌握明確的原因，但研究發現當「Omega-6脂肪酸」的攝取量過多，而面對發炎反應時可謂是消防員角色的「Omega-3脂肪酸」攝取量過少時，憂鬱症的風險就會增加。

「Omega-6脂肪酸」攝取過量，有可能會發展成精神疾病。不過，「Omega-3脂肪酸」可以抑制「Omega-6脂肪酸」造成的發炎。

如前所述，在發炎時扮演著消防員角色的「Omega-3脂肪酸」，含有一種稱為DHA的成分。它富含於青背魚等的油脂當中，因能讓血管柔軟、預防心肌梗塞等而廣為人知。

DHA不僅是血管，也是神經細胞正常運作不可或缺的成分。大量吃進「Omega-6脂肪酸」但DHA不足時，就會對腦神經細胞造成負面影響。結果就是有罹患憂鬱症或失智症的風險。

所以，減少「Omega-6脂肪酸」、增加「Omega-3脂肪酸」非常重要。

根據日本厚生勞働省「二〇一三年國民健康．營養調查」，日本人平均一天的「Omega-6脂肪酸」攝取量為9．28g，「Omega-3脂肪酸」為2．17g，「Omega-3脂肪酸」攝取量過少是不可否認的現狀。

至於減少「Omega-6脂肪酸」的方法之一，就是**在家庭烹調中把淋醬等不加熱使用的油，換成富含「Omega-3脂肪酸」的荏胡麻油或亞麻仁油等。在需要煎炒等的加熱料理中，則不妨使用富含「Omega-9脂肪酸」的橄欖油**。此外，鯖魚、竹筴魚、沙丁魚等青背魚，都含有豐富的「Omega-3脂肪酸」。菠菜或山茼蒿（春菊）等蔬菜、菜豆或黑豆等豆類中，雖然量不多，但也含有「Omega-3脂肪酸」。除了油之外，也積極攝取這些食材，應該就能讓「Omega-3脂肪酸」與「Omega-6脂肪酸」的攝取量拉近到一比一的比例。

藉由增加「Omega-3脂肪酸」，還能預防因「Omega-6脂肪酸」所導致的心理疾病。

對ADHD等發展障礙也有效

關於腦部功能出現異常的「發展障礙」，曾經有過一個耐人尋味的研究。

發展障礙可以分類成幾種症狀，其中關於「注意力不足過動症」（Attention Deficit Hyperactivity Disorder, ADHD），在我翻譯的《「總是在吃的麵包」會殺了你》[1]（三笠書房）一書中，也曾經提及由作者大衛・博瑪

註1：中文版為《無麩質飲食，讓你不生病！：揭開小麥、碳水化合物、糖傷腦又傷身的驚人真相》（*GRAIN BRAIN: The Surprising Truth about Wheat, Carbs, and Sugar--Your Brain's Silent Killers*）》，大衛・博瑪特、克莉絲汀・羅伯格（Kristin Loberg）著，廖月娟譯，天下文化出版，二〇一五年。

特（David Perlmutter）所主持的相關研究。

ＡＤＨＤ患者的特徵在於，「無法保持穩定」、「常常忘記東西」等，也就是專注力或注意力容易不集中。目前有藥物可以改善這些症狀，在日本也有很多人一樣正常地參與社會生活。

博瑪特博士在美國診察過許多ＡＤＨＤ患者。他發現在這些患者中，有很多人的身體對全麥麵粉中所含的蛋白質——「麩質」（gluten）有過度反應，也就是所謂的「麩質過敏症」（gluten sensitivity）。

博瑪特博士認為「麩質過敏症加劇了ＡＤＨＤ症狀」。於是他建議ＡＤＨＤ患者採行「無麩質」（gluten-free）的飲食。

食材包括：糙米、雜糧等不含麩質的碳水化合物、蔬菜、魚和肉、蛋、堅果、豆類等。烹調用的油，則使用特級初榨橄欖油。博瑪特博士的無麩質飲食，其實與我提倡的椰子油飲食非常相似。

遵從博士指示實踐無麩質飲食的患者，出現了非常驚人的變化。

被診斷為ＡＤＨＤ、記憶力很差的九歲小女孩，在開始無麩質飲食三個月後，原本不擅長的數學也變得得心應手，而且儘管她還是小學三年級，但成績已經進步到五年級的程度了。在博瑪特博士的患者中，像這樣的病例所在多有。

而二〇〇六年，在一項以持續六個月實施無麩質飲食的患者為對象的調查中觀察到，「很容易注意力不集中」的症狀減少了四六％，「沒注意到細節」的症狀也減少了三六％等，顯著的改善更證明了博瑪特博士的論點。

所以，椰子油飲食可能也對ＡＤＨＤ的患者有所幫助。

解決惱人頭痛

麩質，在日本可能是個大家都不太熟悉的名詞。還有些人說：「我不太吃麵包，所以跟我沒關係吧！」

但含有麩質的，不是只有麵包而已。由於麩質是小麥的成分，所以舉凡義大利麵、麵類、烘焙糕點、早餐穀片，甚至是天婦羅的麵衣等，各式各樣的食品中都含有麩質。換言之，不知不覺間，日本可能已經出現麩質過敏症的人了。

可以做為判斷標準的症狀之一，就是「頭痛」。

在美國哥倫比亞大學醫學中心（Columbia University Medical Center, CUMC）二〇一二年的研究中發現，五六％麩質過敏症者都有慢性頭痛的症狀。於是，研究主持人的亞歷山大・季米特洛娃（Alexandra Dimitrova）博士建議患者採行無麩質飲食，**結果發現頭痛發作的機率與嚴重度獲得改善，甚至有人不再頭痛了**。

前一節中介紹過提倡無麩質飲食的博瑪特博士，他總是說：「不管頭痛的種類，先試試看無麩質飲食如何？」

日本的頭痛患者推估超過四千萬人。其中占比較高的是與肩膀緊繃等肌肉相關的緊張性頭痛，以及因血管擴張而引發的偏頭痛。被慢性頭痛所苦，必須仰賴藥物生活的人也不在少數。

轉換成無麩質飲食後，有助於改善頭痛的因素還有一項，就是很多人因為改行無麩質飲食後，體重就減輕了，而減少腹部脂肪，頭痛就會減緩。

在美國卓克索大學（Drexel University）醫學院的研究中，女性如果在腹部有超過三〇％以上的過剩脂肪，比起沒有的人，更容易有偏頭痛的困擾。無論男女，就算不是病態的肥胖，只要腹部有多餘的脂肪，偏頭痛就會惡化。

當因無麩質飲食而體重減輕，就能同時解決因麩質引發的頭痛，以及助長頭痛的腹部脂肪問題。而且，兩者的相乘效果也能減緩頭痛。

在椰子油生活中，就能實現無麩質飲食。所以長期為頭痛所苦的人，請一定要試試看。

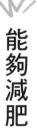

能夠減肥

在椰子油飲食裡，希望大家能避開用麵粉做的麵包、義大利麵、麵類，還有白飯，但如果把糙米或五穀米當作午餐和晚餐，並稍微節制分量則沒有問題。

椰子油飲食也沒有熱量的限制，可以大啖大量使用魚、肉、蛋或蔬菜等烹調的料理。於是，費心減肥的人就會問我：「吃這麼多不會胖嗎？」不過，別說是胖了，還有很多人變瘦呢。

我常常會請糖尿病門診的患者、志工們嘗試椰子油飲食。「短短兩週體重就減了五公斤！」的人，一點都不稀奇。而且愈胖的人效果愈好。

原本就是標準體重的人當中，甚至有一些人明明也沒有特別運動鍛鍊，但在開始椰子油飲食後，體脂肪率開始下降，八十天之後從原本的二一．二％下降到一七．六％。

因為，椰子油飲食會幫助燃燒體脂肪。

如前所述，當飲食比列偏重在碳水化合物時，就容易累積脂肪。攝取大量油脂時，身體機制會抑制這些油在肝臟轉變成脂肪，但對於碳水化合物卻沒有同樣的機制。

此外，大量碳水化合物所生成的葡萄糖，也會讓細胞處理不及。而多餘的葡萄糖就會變成脂肪累積在體內，造成體重增加。

椰子油飲食能夠改變因碳水化合物而變得容易發胖的體質。

「以前，總是一下就覺得肚子餓，吃飽了又覺得懶洋洋地提不起勁。開始椰子油飲食後，不太容易感到肚子餓了，吃完飯後身體也能自然地動起來。不知道是不是動得比較多的緣故，肚子周圍的脂肪也一下就變少了。」

也有人跟我分享這樣的感想。

所以，若想要健康地減肥，請不妨試試實行椰子油飲食。

改善不快或焦躁等慢性壓力

現今的社會經常被稱為壓力社會。在職場或家庭內都充滿了壓力，不少人在事情發展不如己願時，容易感到焦躁不安。

有些人說：「焦躁的時候只要吃甜食就會平靜下來。」像這種「吃了些什麼就會平靜下來的人」，進行椰子油飲食就能消除焦躁與不安。因為，甜食和米飯等碳水化合物一樣，在體內都會變成葡萄糖。

當葡萄糖大量進入血液中時，血糖值就會上升。身體的機制就會發出指令叫細胞吸收葡萄糖，以降低血糖值。

但是，當血糖值如雲霄飛車般驟升後又驟降時，大腦就會不小心誤以為「葡萄糖或許不夠」。

誤解狀況的大腦就會亢奮地想要攝取葡萄糖進入體內，就是與這種亢奮有關的物質，增強了「焦躁」與「不安」的感覺。覺得「最近不知道為什麼，為了一點芝麻蒜皮的小事都會覺得焦躁」的人，很有可能體內的葡萄糖已經呈現雲霄飛車狀態了。而椰子油飲食能夠停止這樣的狀況。

透過椰子油飲食，細胞開始用椰子油所產生的酮體做為能量來源，大腦就能擺脫被葡萄糖支配的亢奮狀態。「開始了椰子油飲食後，變得比較不容易肚子餓」，就是這個緣故。同時，也不容易再發生因為一點小事就覺得焦躁不安的狀況。

在職場或家庭內的壓力下，人際關係也容易變得複雜，靠一己之力去改變環境往往很困難。一旦感到焦躁不安，也會波及到周圍的人，有時更容易加倍地焦躁不安。

藉由椰子油飲食穩定自己的精神，自然就能消除慢性壓力。

此外，如前所述，青背魚等當中所富含的「Omega-3脂肪酸」，具有導正大腦功能的作用。「Omega-6脂肪酸」過多時，則會妨礙腦神經細胞的運作，引發焦躁不安或憂鬱狀態等。而「Omega-3脂肪酸」能夠防止這種狀況發生，所以也請多有效地運用「Omega-3脂肪酸」。

改善血液黏稠的狀態

各位為了預防疾病有沒有特別注意什麼呢？

「為了讓血液清澈暢通，我會盡量多吃蔬菜」，這麼回答的人真是太棒了！當血液變得黏稠時，就容易產生血塊即血栓，血管一堵塞就有可能發展成心肌梗塞或腦梗塞。

所謂的心肌梗塞或腦梗塞，是指血管堵塞、血液不暢通，導致心臟的肌肉（心肌）或腦部神經細胞壞死。遺憾的是，已經壞死的細胞無法再生。正因為如此，預防心肌梗塞或腦梗塞至關重要。

蔬菜所含的維生素和礦物質能讓血管細胞健康，並保護細胞不受損傷。結果就能讓血管維持正常狀態，讓血液清澈暢通。

不過，為了維持血管健康，除了多吃蔬菜外，也千萬別忘記要減少攝取碳水化合物。因為蓋飯、拉麵等碳水化合物過多的不均衡飲食，會對血管造成傷害。

動脈硬化，是指血管變硬、管壁內膜變厚等血管變得脆弱的狀態，被視為是心肌梗塞或腦梗塞的原因。

用舊的水管，橡膠的成分會變硬、有裂縫，有時會因為水壓大而裂開。動脈硬化的血管，就像是變得老舊的水管一樣。

血管也一樣，持續使用就會逐漸損傷，而助長這種狀態的，就是前文中曾經提及的小小膽固醇搬運工「ＬＤＬ」。正常大小的「ＬＤＬ」能夠搬運膽固醇，但變小的「ＬＤＬ」無法搬運膽固醇。而且，它們還會侵入血管壁，促發動脈硬化。這個使壞的「ＬＤＬ」，就是從偏重碳水化合物的飲食所造成的大量腹部脂肪，換言之就是中性脂肪所生成的。

在椰子油飲食裡，因為用油取代碳水化合物做為能量來源，所以能減少源自於中性脂肪的壞「LDL」。而且，椰子油所富含的中鏈脂肪酸成分，本來就不容易變成中性脂肪。

此外，亞麻仁油、荏胡麻油、青背魚中等所含的「Omega-3脂肪酸」，也具有讓血管壁變得柔軟、防止動脈硬化的作用。透過椰子油與「Omega-3脂肪酸」的組合，是有可能擊退心肌梗塞與腦梗塞的。

椰子油飲食可以防止讓血液黏稠的動脈硬化，預防心肌梗塞或腦梗塞。

美肌、改善皮膚粗糙

動脈硬化會隨著年齡增長而惡化，因為它也與老化息息相關。但由於是發生在位於體內、看不見血管裡，所以很難發現。細胞的變化其實可從肌膚的症狀來觀察，因為當血管細胞老化時，肌膚的狀況基本上也是成正比的。

相信很多女性都很介意與老化相關的肌膚狀態。很多人都表示：

「過了三十歲左右開始，肌膚變得容易乾燥，洗完臉後臉容易變得緊繃。」

「過了五十歲，開始很在意斑點和細紋。實際感受到肌膚狀況已與年輕時不同。」

「就算用了化妝水，也無法回到年輕時的肌膚。」

這些肌膚的變化都是源自於老化。

椰子油不僅能維持血管的年輕，也能維持肌膚的年輕。

各位還記得前文中提過的「活性氧」嗎？當氧用來產生能量時，就會生成如暴徒般的氧，這就是活性氧。它會傷害細胞，加速老化。雖然體內有機制可封鎖住活性氧，但當活性氧過多時也會束手無策。

若抑制暴徒的力量增強，就能防止老化。椰子油就具備這樣的作用。

而且，如果是特級初榨橄欖油，還能透過直接塗抹在肌膚上，從外側來保護肌膚。也有些人直接塗抹在臉上，但肌膚敏感的人，可以先在手臂上測試之後再使用。

有些人表示「洗臉之後把椰子油塗抹在臉上，覺得很滋潤，緊繃的感覺沒了。肌膚也恢復了彈性，狀態很好。」這是因為椰子油除了有抗氧化作用外，也與防止細菌增生的抗菌作用有關。

椰子油中一種稱為月桂酸（lauric acid）的成分，具備強力的抗菌作用，可以擊退細菌，塗抹在肌膚上時，能像香皂一樣撲滅細菌。

還有一種稱為「含油漱口」（oil pulling，又稱油拉法、油拔法）的方法，就是把椰子油含在口中，像漱口一樣將油浸遍口腔內部，讓油與唾液混合，最後再用水漱口，有助於預防、改善蛀牙與口臭。再度說明椰子油殺菌力之強。

為了美肌和改善肌膚粗糙，除了從體內，不妨也試著從外而內地活用椰子油吧。

改善過敏與預防癌症

椰子油飲食不單只是把椰子油用於烹調，或是加入飲料中而已。重新檢視所有飲食中所攝取的油脂也非常重要，這麼做對健康非常有益。

如前所述，油脂可依成分分類，而不飽和脂肪酸中的「Omega-3脂肪酸」與「Omega-6脂肪酸」是身體不可或缺的成分。重新檢視兩者的比例，是椰子油飲食的一大重點。

平日所使用的植物油中含有大量的「Omega-6脂肪酸」，但過度攝取時會在體內引起發炎，而發炎與疾病息息相關。

體內發炎時，與感冒時身體為了排除細菌等而引起的「發燒」一樣，身體也具備了防禦反應的機制。因此，曾經有人問我：「既然發炎是身體的防禦反應，那麼就算因攝取過多Omega-6脂肪酸而引起發炎，應該也不會生病，不是嗎？」

瓦斯爐的火，只要關掉開關就能馬上熄掉，但鍋裡的火只要點燃了，用開關也關不掉，必須動用到滅火器。火苗若爬到牆上，甚至還會演變成要出動消防車的大火災。所以，不妨就把「Omega-6脂肪酸」攝取過量，想像成是最後演變成的大火。

在美國，各界都已敲響了警鐘，揭露了「Omega-6脂肪酸」攝取過量，與免疫功能相關的氣喘等過敏疾病、免疫功能異常所伴隨的關節受損也就是類風濕性關節炎，甚至是大腸癌等都息息相關。

當免疫功能失控時，過敏的狀況就會惡化，甚至可能發展為稱為自體免疫疾病（autoimmune disorder）的疾病。此外，癌細胞也會因為免疫功能無法正常運作而不斷增生。

接下來有點岔題，人體每天都會生成小小的癌細胞「種子」。免疫功能會找出癌細胞的「種子」並予以排除，但當這個功能無法正常運作時，癌細胞就會開始增加自己的同伴。當癌細胞與增加的同伴一起成長為集團時，想要光靠免疫功能來排除就變得難上加難。

「Omega-6脂肪酸」攝取過量所引起的發炎，會使免疫功能無法正常運作，也可能會導致癌細胞成長、變大。

再者，如前所述，「Omega-6脂肪酸」也會妨礙腦神經細胞的正常運作。腦神經細胞的運作，靠的是細胞之間的資訊交流，但「Omega-6脂肪酸」所引起的發炎，會讓資訊無法順利流通，結果導致憂鬱症。此外，由於腦神經細胞無法正常運作的緣故，「Omega-6脂肪酸」也被懷疑與阿茲海默症有關。所以，請務必明白「Omega-6脂肪酸」與腦部疾病是息息相關的。

Chapter

5

兩週就有感的白澤式「椰子油飲食」

首先，請試著開始一天也好！

截至目前為止，已經說明過椰子油飲食可以擊退疾病、有助健康。為了「現在就想立刻開始！」的人，在此介紹一下我某一天的菜單。

早餐

①**蔬果昔**…水煮甜菜根的罐頭120g，加上去蒂、去籽切成適當大小的紅椒二分之一顆、水100ml、椰子油一大匙，放進調理機裡打成糊狀。甜菜根和紅椒含有豐富維生素與礦物質類的營養，同時也富含具抗氧化作用的成分。

蔬果昔是一種把蔬菜和水果放進調理機攪拌製成的果汁。重點在於，蔬果昔（果汁）是用調理機製成，而不是用會把膳食纖維去除的榨汁機，還要避開碳水化合物含量高的蔬菜或水果。不必受限於我的菜單，可試著用各式各樣的蔬菜、水果來做，找出自己喜好的蔬果昔口味。

②**沙拉**…把生菜、黃瓜、番茄等切成適當大小，再淋上由亞麻仁油兩大匙、醋三大匙、半顆檸檬榨汁所混合而成的醬汁一起吃。

③**水煮蛋**…直接吃。

④**豆腐**…切半塊煮好的豆腐加在沙拉裡面。

中餐

這天我到經常光顧的印度餐廳，選了「雞肉咖哩」。在咖哩裡加入我隨身攜帶的棒狀椰子油隨身包，味道變得更醇厚、好入口。我不吃饟或番紅花飯，但會吃副餐的沙拉。

晚餐

用大量魚貝類與蔬菜燉煮成的義式水煮魚（acqua pazza），再加上一杯紅酒。義式水煮魚是義大利菜的一種，先將魚貝類用橄欖油炒過後，再和白酒或番茄一起燉煮。大量使用的魚貝類能提供飽足感。

可以用一大匙的椰子油來烹調義式水煮魚，或是在煮好之後再淋上。我則是把椰子油隨身包加進去一起吃。如果介意椰子油的味道，請在晚餐前把椰子油加進咖啡等飲料中喝下。

當我介紹自己的菜單時，總是會有人哀傷地說：「果然都避開了碳水化合物呢！」但椰子油飲食的基本原則就在於，節制碳水化合物的攝取，重新檢視平日用油，並將椰子油巧妙地融入在飲食中。

我一直都在實踐椰子油飲食，所以並沒有特別想吃碳水化合物。**若還是覺得空虛的人，可以在午餐或晚餐稍微加入一點糙米或五穀米。**

一週菜單範例

在此，要介紹椰子油飲食一週菜單範例。

早餐時，在蔬果昔裡加入一大匙的椰子油。

午餐和晚餐再分別使用一大匙於烹調，或是淋在已經烹調好的食物上。如果介意椰子油味道，請在午餐和晚餐前，把一大匙的椰子油加進咖啡等飲料中喝下。若想要提高椰子油的效果，在用餐前三個小時加進飲料中攝取最為理想。

第一天

早餐：蔬果昔（加入椰子油，第二天以後也一樣）、番茄餡的歐姆蛋、

沙拉

午餐：青菜炒肉片套餐（白飯不吃或少吃，之後的午餐和晚餐也一樣）

晚餐：坦都里烤雞和蔬菜咖哩湯

第二天

早餐：蔬果昔、沙拉、溫泉蛋與納豆

午餐：鹽燒鯖魚套餐

晚餐：關東煮、高球（High Ball）[1]一至二杯

註1：是一種威士忌加入碳酸水製成的酒精性飲料，屬於烈性雞尾酒。相傳以前英國的高爾夫球場有提供這種飲料，有一次某人正在喝的時候，有一個打得很高的球飛過來，他喊了聲「高球」，因而得名。

第三天

早餐…蔬果昔、照燒雞肉、沙拉

午餐…生魚片套餐

晚餐…嫩煎雞肉和沙拉、紅酒一至二杯

第四天

早餐…蔬果昔、沙拉加半塊水煮豆腐

午餐…鹽燒秋刀魚套餐

晚餐…薑汁燒肉、沙拉、金平蓮藕蒟蒻[2]

第五天

早餐…蔬果昔、水煮蛋、沙拉

午餐：泡菜海鮮豆腐湯
晚餐：鹽味雞肉串燒、沙拉、燒酒加檸檬一至二杯

第六天

早餐：蔬果昔、加了藍莓與蘋果的無糖優格
午餐：鰹魚半敲燒套餐[3]
晚餐：燒肉、沙拉、紅酒一至二杯

註2：金平是一種日本家庭常備小菜，是指把根菜類如地瓜、牛蒡、胡蘿蔔等切成細絲，再用醬油、味醂、砂糖以一：一：一比例調成的醬汁炒香。
註3：傳統的鰹魚半敲燒，是將帶皮的厚鰹魚塊在稻草上以煙燻火烤至表皮微熟，外熟內生，再放進冰水裡浸泡使肉質緊繃，最後切成生魚片，撒上大量蔥花、生薑末、蒜泥等辛香料，沾柚子醋吃，是高知地區最出名的美食。

第七天

早餐：蔬果昔、沙拉、美式炒蛋

午餐：苦瓜炒什錦[4]、醋拌海蘊[5]、味噌湯

晚餐：生魚片組合、和風沙拉、湯豆腐

重點是早上一定會喝蔬果昔。

不只是早餐，午餐與晚餐的碳水化物也應該節制（糙米或五穀米半碗至一碗等）。不需要忍耐，只要開始了就能明白這件事很簡單。

註4：是沖繩傳統的家常料理，以山苦瓜為主，搭配豆腐、蔬菜、肉片或火腿類，最後再淋上蛋液一起拌炒。

註5：海蘊（mozuku），又稱褐藻，是一種類似髮菜的褐色海藻，為日本沖繩特產。

連續兩週你也能變成「生酮體質」

上一節裡介紹了一週的菜單，椰子油除了加進早餐的蔬果昔之外，也可以加進咖啡等其他飲料中。但希望大家注意的是，「早餐不要吃碳水化合物或含糖的食材」。因為，碳水化合物生成的葡萄糖，會讓椰子油所生成的酮體無法順利運作。

在展開椰子油飲食之前的階段，不少人擔心「很難突然轉換成早餐沒有碳水化合物的生活」。但實際開始了之後，有很多人表示「沒想到就算不吃碳水化合物，其實肚子也不餓！」

不過，其中也有些人表示，在椰子油飲食的第二天「肚子餓到頭昏眼花」。如果是這種情形的人，很有可能是肝臟無法順利製造出酮體，即便想把酮體做為能量來源，但體質上卻不允許。

至於開始椰子油飲食後，血中酮體濃度是否上升，在日本可以透過醫療機構的自費血液檢查，花一千日圓左右就能檢查。

此外，也能用市售的血糖機自己檢測。

話說回來，在肝臟能夠製造出酮體的人，在第一天的時候，血液中酮體的濃度就會上升，也不再容易感到肚子餓。自然就會讓人在第二天之後也想持續椰子油飲食。如此一來，身體就會習慣以酮體做為能量來源，不僅能改善和預防疾病，也能擁有精力十足的生活。我稱這樣的狀態為「生酮體質」。

為了變成生酮體質，最少要持續兩週節制碳水化合物的椰子油飲食。

覺得「兩週長得讓人失神，門檻也太高了！」的人，總之請先試試持續一個星期。一星期後如果還能持續下去，就以兩週為目標努力吧！

如何因應含有大量碳水化合物的午餐

連午餐都在家裡下廚的人，自然能構思出種類豐富且節制碳水化合物攝取量的菜色。但也有些人「午餐總是外食」。有些餐廳會提供健康的菜色，用糙米、五穀米搭配蔬菜、魚肉等，但一般的店家總是容易提供白飯或白麵包等碳水化合物含量很高的餐點。還有些人表示「上司帶我去的餐廳裡都是蓋飯，真是令人困擾」。

早餐確實避開碳水化合物，吃一大匙椰子油，午餐前或午餐也在飲料或餐點裡加入一大匙的椰子油一起吃，就能維持生酮體質。就算稍微吃了一點碳水化合物，身體也仍能有效運用酮體。但是，像蓋飯這類飯量很多的菜色，還是會妨礙到下午體內酮體的製造。

因此，我建議大家可以自己做便當。

把自己喜歡的魚在平底鍋內用橄欖油煎一下，再加上生菜、番茄、小黃瓜等的蔬菜，就大功告成。橄欖油就算加熱也能防止變質（氧化），可說最適合用在便當菜裡了。或是肉類也可以，把肉跟蔬菜一起炒，就成了青菜炒肉片。若再加上蛋，分量更是倍增。

除了便當之外，另外用小的保鮮盒裝上蘋果或藍莓，還能當成甜點。

便當不但能用經濟實惠的價格、用自己喜歡的食材做成，也非常有益健康。只是有些人會說「我是男人，又不擅長做菜」。不習慣下廚，在一大早手忙腳亂的時候還要花時間特地做便當，的確會讓一些人覺得麻煩。但是，下廚也有助於活化大腦。

根據所選擇的食材，思考哪一種先處理等的順序、步驟，同時手也不能停下來，大腦在這個過程中很容易被活化。

實際上，一些醫療機構也會推薦患者用「下廚」來做為預防失智症的一種方法。所以，先把擅不擅長這個問題放一邊，務必挑戰看看自己做便當。

便利商店和居酒屋意外地有幫助

雖然我建議大家可以自己帶便當，但有些人「白天都在外跑業務隨身攜帶的文件之類的東西很多，很難再帶一個便當在身上」。有些狀況下的確無法隨身帶著便當。這種時候，**有效運用便利商店也是一個不錯的方法**。

便利商店裡陳列著各式各樣單項的配菜和沙拉，所以請自行搭配組合。訣竅是檢查商品說明，盡量選擇不含「碳水化合物」和「醣類」的商品。

沙拉的種類很多，有些還加了雞肉等，可以選一個分量十足的沙拉，再加上一樣肉類或是魚。便利商店裡也有賣豆腐、納豆和溫泉蛋等，所以能做出各種搭配十分方便。

可說是便利商店冬天基本款商品的「關東煮」，也是不錯的選擇。不過，還是要避開馬鈴薯、魚漿製品等，含有較多碳水化合物成分的食材。不妨選擇白蘿蔔、油豆腐、蛋、臘腸等食材。

能夠自由選擇單點菜色，對椰子油飲食很有幫助。家庭餐廳裡也一樣，不但有可供自由選擇的單點菜色，有些店家就算是套餐也提供「不要白飯」服務。當然，**居酒屋裡也有如關東煮、雞肉串燒、生魚片組合等豐富的單點菜色**。

還有人表示「本來喝酒時，為了避免發胖，都會刻意不吃白飯等碳水化合物。所以在椰子油飲食中，就算晚餐不吃碳水化合物，也能吃得和平常一樣。」據說這是因為注意到酒精中所含的碳水化合物，所以才刻意不吃飯。若是這種人，應該能夠很順利地就適應椰子油飲食。

請巧妙地運用便利商店或居酒屋的菜色，在享受美食的同時，也試著實踐椰子油飲食。

也要避開甜的飲料

晚餐去居酒屋等地方，很多人都會覺得「除了飯是一定要吃的之外，更想喝酒！」在椰子油飲食中，會節制啤酒、日本酒、白酒等，比較容易在體內生成葡萄糖的酒類。但只要不過量，基本上喝酒也無妨。

我推薦的是前文中也曾提及的，富含白藜蘆醇的紅酒。有些人表示「就是不喜歡紅酒的酸味」，那不妨選擇燒酒或威士忌兌水等。

在椰子油飲食中，唯獨希望大家要避開的就是，含有甜膩糖漿的雞尾酒。因為糖漿會在體內變成葡萄糖。好不容易直到晚上都維持著生酮體質，因為甜膩的雞尾酒而功虧一簣，就太可惜了。

此外，也請戒除在正餐與正餐之間吃含糖點心、含碳水化合物的仙貝等零食的習慣。無論如何就是想吃的時候，不妨吃加了蘋果或藍莓的無糖優格。

配酒的堅果類，含有豐富的維生素，有益健康。但堅果類的油，除了本身的「Omega-3脂肪酸」外，「Omega-6脂肪酸」的含量更高，所以千萬不能吃太多。因為如前所述，「Omega-6脂肪酸」攝取過量時會在體內引起發炎。所以，若要把堅果類當作零食或下酒菜時，切記一次吃幾個就好。

話題回到飲料上，椰子油飲食中也應該避免飲用含糖的果汁。有人會說：「我不喝含糖果汁，我都喝運動飲料。」

很多人會喝運動飲料以預防中暑，但除了必要的礦物質外，運動飲料中也含有葡萄糖。也有些人「因為夏天時喝太多運動飲料而變胖」，所以要特別注意。

飲料方面也一樣，請盡量選擇不含砂糖、碳水化合物與葡萄糖的品項。

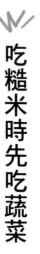

吃糙米時先吃蔬菜

在椰子油飲食裡，建議要節制碳水化合物的攝取，戒除甜的零食，所以似乎感覺「很嚴格」。尤其是被診斷為糖尿病等生活習慣病的患者，醫師常常會要求限制飲食。但有些人甚至會面露難色地表示，「又是飲食限制嗎？我已經招架不住了。」

實際上，在展開椰子油飲食後，很多人表示「並不辛苦」，所以只是文字說明上讓人覺得嚴格而已。

對於這樣的人，我通常會告訴他們**「只要早餐先排除碳水化合物即可。午餐和晚餐，如果是吃糙米或五穀米，就算吃一碗也沒關係」**。

我尤其推薦的是，搭配咖哩湯一起吃。即便是不喜歡糙米或五穀米的人，和咖哩湯一起吃就會比較好入口。還有，希望大家稍微嘗試一下的是，在吃咖哩湯和糙米之前，先吃一份分量十足的沙拉。「不喜歡沙拉」的人，只要選擇適合的淋醬就會比較容易入口。

糙米或五穀米與白米相比，在體內要轉換成葡萄糖時雖然比較費時，但同為碳水化合物的事實並沒有改變。而**先吃沙拉的原因，就是要再把這個轉換成葡萄糖的時間拖得更長**。

在吃西餐的套餐時，沙拉往往也比主菜先上桌。和朋友、家人邊聊邊慢慢吃完沙拉，主菜上桌時就會有些人覺得「已經飽了」。因為當先慢慢吃完沙拉時，大腦就容易覺得「肚子已經飽了」。

有些人說：「進行糖尿病的限制飲食時，肚子總是餓到不行。但吃椰子油飲食時，只要先吃完沙拉，之後就算是一碗糙米也馬上就飽了。」請大家一定要試試看。

別忘了有氧運動

在開始了椰子油飲食之後，有不少人都感覺身體變得更輕盈、更有活力。因此，也別忘記適度做些運動。

相信各位已經在種種機會下聽說過運動有益健康的道理，但明知運動的必要性，卻仍有人感嘆「沒錢也沒閒上健身房」。

如果有相同困擾的人，我很推薦如園藝或木工等，在日常生活中活動身體的方式。只是這樣就會有效果了。

根據瑞典卡羅琳斯卡大學（Karolinska University）醫學院研究團隊，以居住在斯德哥爾摩郡四二三二位六十至六十九歲居民為對象，進行長達十年以上的追蹤調查發現，**日常生活中身體活動量最高的族群與最低的族群相**

比，因心臟病或腦中風引發的死亡率，低了二七％。即便定期上健身房，日常生活的活動量低，死亡率仍會升高。

當然，定期上健身房運動也有效，但就算不勉強上健身房運動，只是有意識地在日常生活中勤快地活動身體，就能降低心肌梗塞或腦中風的風險。

還有另一個耐人尋味的研究。

臺灣的國家衛生研究院針對參加醫學計畫的四十一萬人進行追蹤調查發現，**一天平均運動約十五分鐘，或是一週平均運動九十二分鐘的族群，與幾乎不做運動的族群相比，包括疾病或事故在內的整體死亡率低了一四％，因癌症死亡的風險低了一〇％，平均壽命也較長**。

一週運動一五〇分鐘的族群，死亡風險更低，但僅是一天十五分鐘的運動，就能降低死亡風險。

有些人「每天都從家裡到車站約走十五分鐘的路」。但有些人在面對特地上健身房」等，這種大張旗鼓、擺開陣勢去運動的狀態，就會覺得「腿都軟了」。所以，在日常生活中只是有意識地盡量多走點路或爬樓梯，稍微提高一點活動量，就足以見效。

我自己也因為每天工作忙碌，很難有私人的時間。因此，我都會提醒自己，從研究室到醫院等外出時，盡量用快走的方式行動。

相反地，也有些人想多做一些運動。就曾經有人問我：「因為椰子油飲食身體變得輕盈了，想要做更多強度更大的運動。該怎麼辦才好？」我推薦的運動是健走、慢跑、游泳等有氧運動。

大家都知道有氧運動有強化心臟功能、改善動脈硬化的效果。在接受心肌梗塞治療的患者，醫師往往也會建議定期從事有氧運動，做為心臟的復健。有氧運動同時也具備改善生活習慣病的效果，而且不僅是身體，也有益腦部健康。

根據美國德州大學研究小組以高齡者為對象的調查顯示，連續十二週從事每次一個小時、每週三次有氧運動的人，與不運動的人相比，記憶力有所改善。

不過，有些人會因為突然開始跑步導致膝蓋或腰部疼痛。所以，不妨先從短時間的輕度運動開始，再慢慢地增加運動量。

確保優質的睡眠時間

為了維持健康，除了實踐椰子油飲食、每天最少十五分鐘以上的運動，還有一項最重要的就是睡眠。

在一項以日本國內十萬人以上為對象的流行病學調查中發現，睡眠時間七小時的人死亡率最低。睡眠時間過長或過短，死亡風險都會變高。

有些人說：「工作和家事兩頭燒，能睡四至五個小時已經要偷笑了。」在忙碌的現代社會裡，時間總是轉眼就消逝，睡眠時間總是容易過短。還有些人是「想睡卻睡不著」，回想著白天發生的事，結果反而更清醒。這種人有時容易發展成憂鬱症等的精神障礙，所以改善睡眠非常重要。

不過還有一種人的狀況是，自己以為睡著了，但卻睡得不好。其中最具代表性的例子就是，睡眠呼吸中止症候群（sleep apnea syndrome）。

睡眠呼吸中止症候群，是指仰睡時因為舌頭脂肪或舌頭堵塞住呼吸道等，造成睡覺期間呼吸停止。本人雖然沒發現，但為了再度呼吸時，在打呼、鼾聲如雷的同時，大腦也會清醒，由於這個狀態會一整夜不斷地反覆發生，所以才會覺得「睡不好」。而且，多次的暫時停止呼吸，也會對血管和心臟造成負擔，提高了高血壓、糖尿病等生活習慣病，或伴隨而來的心肌梗塞或腦梗塞的風險。

「白天的時候很想睡」，是睡眠呼吸中止症候群的徵兆之一。其實，這種人意外地多。

根據日本厚生勞働省「二〇一三年國民健康・營養調查」，男性的三七・七％、女性的四三％都回答「白天時很想睡」。其中雖然也包含了睡眠不足等的狀況，但也有可能是因為睡眠呼吸中止症候群所導致的睡眠品質不佳。

睡眠呼吸中止症候群的原因之一，還包括了因「肥胖」累積脂肪導致容易堵塞住呼吸道。肥胖容易造成睡眠品質變差，但相反地也有研究報告指出睡眠品質差助長了肥胖。

美國史丹佛大學的研究小組，以健康美國男性一千人以上為對象，進行關於睡眠與食欲的研究。

人類體內有增加食欲的荷爾蒙與抑制食欲的荷爾蒙。研究結果發現，**睡眠時間未滿八小時的人，抑制食欲荷爾蒙的血中濃度較低，另一方面，增加食欲荷爾蒙的血中濃度較高，體重也有增加的傾向。**

睡眠呼吸中止症候群的人，因為睡眠品質變差，所以睡眠時間比實際的少。因肥胖而導致睡眠呼吸中止症候群，就會變得難以控制食欲，陷入加速肥胖的惡性循環。當然，這是有辦法治療的。擔心自己有類似問題的人，請就近向醫療機構諮詢。

話說回來，椰子油飲食對確保良好的睡眠品質也大有助益。透過以酮體做為能量來源，白天增加活動量以增加運動量。而且，因為攝取較多的「Omega-3脂肪酸」，也能防止「Omega-6脂肪酸」對腦部帶來的負面影響。精神上也更為穩定，晚上就能睡得更好。透過飲食、運動的相乘效果以提高睡眠品質。

還有一個優點就是，無論是誰，只要重新評估日常用油與飲食內容，就能輕易實踐。所以，希望各位一定要嘗試實踐椰子油飲食。

「椰子油飲食」的重點整理

早餐

- 不吃碳水化合物（米飯、麵包）
- 喝「加入椰子油的蔬果昔」（或是「加入椰子油的咖啡」也可以）

午餐

- 在配菜或飲料裡加進一大匙椰子油
- 不吃碳水化合物（米飯、麵包）。或是稍微吃一點糙米或五穀米。

晚餐

- 在配菜或飲料裡加進一大匙椰子油
- 不吃碳水化合物（米飯、麵包）。或是稍微吃一點糙米或五穀米。

油的攝取方法

- 用於不加熱料理或淋醬的油，盡量減少Omega-6脂肪酸（沙拉油）、增加Omega-3脂肪酸（亞麻仁油或荏胡麻油）
- 積極攝取富含Omega-3脂肪酸（EPA、DHA）的鮪魚、鮭魚、青背魚（鯖魚竹筴魚、沙丁魚等）。罐頭也同樣有效！

你吃椰子油的方法 80% 都是錯的！——百萬人都在吃椰子油，但你吃的方法是對的嗎？一天就有感，兩週就見效，最簡單易做的正確吃油法
あなたを生かす油 ダメにする油 ココナッツオイルの使い方は 8 割が間違い

作　　者 —— 白澤卓二
封面設計 —— 呂德芬
責任編輯 —— 劉素芬、張海靜
行銷業務 —— 郭其彬、王綬晨、邱紹溢
行銷企劃 —— 陳雅雯、張瓊瑜、蔡瑋玲、余一霞、王涵
副總編輯 —— 張海靜
總 編 輯 —— 王思迅
發 行 人 —— 蘇拾平
出　　版 —— 如果出版
發　　行 —— 大雁出版基地
地　　址 —— 台北市松山區復興北路333號11樓之4
電　　話 —— （02）2718-2001
傳　　真 —— （02）2718-1258
讀者傳真服務— （02）2718-1258
讀者服務信箱— E-mail andbooks@andbooks.com.tw
劃撥帳號 19983379
戶　　名 大雁文化事業股份有限公司
出版日期 2017 年 3 月 初版
定價 280 元
ISBN 978-986-94126-5-0

歡迎光臨大雁出版基地官網
www.andbooks.com.tw
訂閱電子報並填寫回函卡

國家圖書館出版品預行編目資料

你吃椰子油的方法80%都是錯的!：百萬人都在吃椰子油,但你吃的方法是對的嗎?一天就有感,兩週就見效,最簡單易做的正確吃油法 / 白澤卓二著；陳光棻譯. -- 初版. -- 臺北市：如果出版：大雁出版基地發行, 2017.03
面；　公分
譯自：あなたを生かす油ダメにする油：ココナッツオイルの使い方は8割が間違い
ISBN 978-986-94126-5-0(平裝)

1.椰子油 2.健康食品 3.食療

411.3　　106001914

如果

編輯部特別聲明

本書是希望針對幾個健康相關的主題提供有用的資訊。我們希望，您覺得這些資訊對您有幫助，但請不要將本書的任何內容當作特定的醫療、健康或個人建議，因為個人的病史及情況各不相同且各有特性，依本書做出任何決定或採用任何建議前，請諮詢您的醫師或其他健康專家。